Superando Problemas do Cotidiano

Lidando com o Diabetes na Infância e na Adolescência

Superando Problemas do Cotidiano

Lidando com o Diabetes na Infância e na Adolescência

Dra. PHILIPPA KAYE

TRADUÇÃO
Elizabeth Olsen

REVISÃO TÉCNICA
Dr. Roberto Betti

Galenus

Rio de Janeiro – 2011

Copyright © Philippa Kaye 2008
Publicado originalmente em inglês sob o título "Coping with diabetes in childhood and adolescence" em 2008. Reproduzido com autorização da Sheldon Press
Direitos Reservados em 2010 por **Editora Interciência Ltda.**
Tradução: Elizabeth Olsen
Diagramação: Claudia Regina S. L. de Medeiros
Revisão Técnica: Dr. Roberto Betti
Revisão Ortográfica: Carlos Alexandre Fernandes & Maria Paula da Mata Ribeiro
Capa: Sheldon Press

CIP-Brasil. Catalogação-na-Fonte
Sindicato Nacional dos Editores de Livros, RJ

K31l

Kaye, Philippa
 Lidando com o diabetes na infância e adolescência / Philippa Kaye; tradução Elizabeth Olsen; revisão técnica Dr. Roberto Betti. – Rio de Janeiro: Galenus, 2011.

Tradução de: Coping with diabetes in childhood and adolescence
Inclui índice
ISBN 978-85-63960-01-6

1. Diabetes em crianças. 2. Diabetes em adolescentes. I. Título. II. Série.

11-4513.
CDD: 618.92462
CDU: 616.379-008.64-053.2

É proibida a reprodução total ou parcial, por quaisquer meios, sem autorização por escrito da editora.

Galenus é um selo da **Editora Interciência**

www.editorainterciencia.com.br

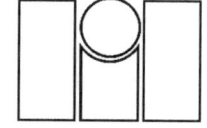

Editora Interciência Ltda.
Rua Verna Magalhães, 66 – Engenho Novo
Rio de Janeiro – RJ – 20710-290
Tels.: (21) 2581-9378 / 2241-6916 – Fax: (21) 2501-4760
e-mail: vendas@editorainterciencia.com.br

Impresso no Brasil – *Printed in Brazil*

Nota ao leitor

Este livro não tem a intenção de substituir as recomendações do seu médico. Se você se preocupa com a sua saúde e com a saúde dos seus filhos não deixe de fazer contato com o serviço médico de sua região.

Introdução

A maioria das pessoas já ouviu falar em diabetes. Há, contudo, uma abundância de equívocos desde a lenda de que se você tem diabetes não pode comer nada doce ou saboroso, até a crença de que se você tem diabetes ficará cego. Felizmente estas ideias não estão inteiramente corretas! Receber o diagnóstico de que seu filho está com uma doença que atualmente ainda é incurável, e que permanecerá por toda a vida, como o diabetes, ou receber este diagnóstico para você mesmo é intimidante. Algumas pessoas reagem lendo com voracidade tudo que encontram sobre o assunto, desde artigos nos jornais e revistas aos livros médicos além das buscas na Internet. Cada pessoa tem uma reação diferente, variando desde a perplexidade, a raiva, ou a dúvida mais frequente "Por que eu?" O aconselhamento médico poderá ajudá-lo a superar este período realmente difícil.

O diabetes é uma doença comum na qual o corpo não consegue produzir ou responder à insulina. A insulina é o hormônio utilizado pelas células para aproveitar a glicose retirada dos nossos alimentos e transformá-la em energia. Há vários tipos de diabetes: na infância o diabetes mais comum é o diabetes do tipo 1 – quando o corpo para de produzir a insulina, as células não conseguem acessar a glicose da corrente sanguínea, podendo acarretar complicações tanto a curto quanto a longo prazo.

Os pais geralmente se sentem responsáveis pela saúde dos seus filhos. Os médicos e enfermeiras podem aconselhar e oferecer tratamentos, mas, como acontece em qualquer tratamento médico, você é quem decide o quanto está disposto a aceitar. No início isto tudo pode ser um tanto esmagador; você pode achar que há muito que aprender e que toda a sua vida está mudando. No entanto, com o passar do tempo, cuidar do diabetes do seu filho se torna parte do seu dia a dia. Na verdade você deixará de ser alguém que não entende muito de diabetes e passará a ser um especialista. Você acabará ensinando aos professores, os amigos e a babá sobre o diabetes. Você receberá toda a ajuda necessária dos médicos, enfermeiras, nutricionistas e assistentes sociais que fazem parte da sua equipe de controle do diabetes.

O objetivo deste livro é ajudá-lo a adquirir algum entendimento sobre o diabetes. Os assuntos abordados mostram como o nosso organismo absorve os alimentos, o que é de fato o diabetes, seu acompanhamento e tratamento, uma dieta saudável e como gerenciar e prevenir emergências e complicações a longo prazo. O livro pode ser lido diretamente, porém algumas partes podem não ser relevantes para você em determinados estágios. Por exemplo, se o seu filho foi diagnosticado como portador de diabetes aos quatro anos de idade, você não precisa ler neste momento a seção sobre diabetes na puberdade! No entanto, se você recebeu um diagnóstico de diabetes na adolescência, este livro poderá ser lido tanto por você quanto pelos seus pais. Você pode recorrer a este livro quando ocorrerem situações novas, tal como o convite para uma festa de aniversário, quando passar uma noite toda acordado ou quando uma criança não estiver passando bem. No livro apresentamos seções com perguntas frequentes que podem ser utilizadas como uma referência rápida quando necessário. As pessoas diferentes aprendem de forma diferente e nenhum livro pode substituir uma visita à sua equipe de controle do diabetes. A qualquer momento, em qualquer situação, se você sentir que não tem o controle, entre em contato e peça conselhos à sua equipe.

O diabetes envolve toda a família e não somente a criança afetada. O diabetes não tomará conta da sua vida ou da sua família, apesar de, a princípio, passar esta sensação. Simplesmente se tornará parte da sua rotina diária; a alimentação saudável, o monitoramento e a aplicação das injeções se tornarão tão comuns quanto ir à escola, fazer o dever de casa ou as tarefas domésticas. O objetivo deste livro é ajudá-lo no processo de tornar o diabetes comum. Você controla e gerencia o seu diabetes e não o contrário!

Os termos utilizados neste livro. Os termos glicose no sangue e nível de açúcar no sangue são utilizados como sinônimos. O sangue contém plasma além de diversas células sanguíneas. Os termos glicose no sangue ou nível de açúcar no sangue são utilizados neste livro para descrever o nível de glicose que pode ser encontrado no plasma. Os níveis de glicose no sangue são descritos nas unidades mmol/L, ou seja, o volume de glicose encontrado em um litro de sangue, apesar de o teste ser realizado com apenas uma gota bem pequena. Você poderá verificar que em outros países ou livros, as unidades utilizadas para descrever os níveis de glicose no sangue são diferentes. Hiperglicemia significa que os níveis de glicose no plasma estão elevados, e hipoglicemia significa que os níveis estão baixos.

Sumário

Nota ao leitor v
Introdução vii

1	O controle da glicose no sangue e do diabetes	1
2	Diagnosticando o diabetes	15
3	Monitorando o diabetes	21
4	Injeções de insulina	32
5	O tratamento do diabetes	43
6	Fazendo dieta e permanecendo saudável	64
7	Emergências do diabetes: hipoglicemia e hiperglicemia	77
8	Complicações a longo prazo e doenças associadas	89
9	O diabetes e os bebês e crianças na faixa do ensino fundamental	100
10	Para os adolescentes: o diabetes na puberdade e na adolescência	107
11	Desenvolvimentos futuros	118

Endereços úteis 120
Índice alfabético-remissivo 121

1
O controle da glicose no sangue e do diabetes

Para compreender totalmente e assim assumir o controle do diabetes de seu filho, você precisa entender como o organismo absorve a glicose (açúcar) dos alimentos, porque a glicose é necessária e como o organismo controla os níveis de açúcar no sangue.

Por que precisamos da glicose?

Nosso corpo é composto por órgãos e estruturas diferentes, que por sua vez são compostos por milhões de pequenas células. Para que estas células vivam e funcionem é necessário um suprimento de glicose e de oxigênio. As células convertem a glicose e o oxigênio em energia, dióxido de carbono e água. A energia produzida é utilizada para fazer as células trabalharem, para que o corpo possa funcionar. O processo no qual a célula converte a glicose em energia é conhecido como respiração. O oxigênio é extraído do ar que inspiramos, e ao expirarmos eliminamos o dióxido de carbono produzido.

De onde extraímos nossa glicose?

Nossos alimentos podem ser divididos em três grupos principais: amidos e açúcares; proteínas e gorduras. O corpo quebra as proteínas como a carne, o peixe ou as nozes em mínimas partes conhecidas como aminoácidos, que são a seguir utilizados para compor as diferentes células e tecidos do corpo. A gordura é quebrada em minúsculas gotículas e utilizada para ajudar a construir o sistema nervoso do corpo incluindo os nervos e o cérebro. A gordura também pode ser utilizada para armazenar energia para posterior utilização.

O corpo extrai a glicose dos alimentos. A glicose é um tipo de açúcar, mas não é possível obtê-la apenas comendo doces. Nosso organismo extrai os amidos e os açúcares de qualquer carboidrato que comemos como as batatas e as massas. O corpo quebra estes amidos em moléculas de açúcar. Desde os carboidratos complexos e saudáveis como o arroz e a aveia até os carboidratos mais refinados como os encontrados nos bolos e biscoitos, todos os carboidratos são eventualmente quebrados, se transformando em glicose. A diferença entre o carboidrato complexo e o refinado é a velocidade de sua conversão à glicose. Há tipos diferentes de açúcares como a sacarose e a frutose; todos são convertidos em glicose para serem utilizados no corpo.

Como o corpo absorve a glicose?

O sistema digestivo começa a quebrar os carboidratos no mesmo instante em que eles entram pela boca. A saliva contém uma enzima chamada amilase que decompõe os carboidratos em longas cadeias de açúcares. Quando você engole, o alimento passa através de um tubo chamado esôfago seguindo até o seu estômago. No estômago o alimento é misturado ao ácido estomacal para ajudar a rápida decomposição.

Os alimentos são mantidos no estômago por um curto período. O estômago libera pequenas quantidades de alimento a cada vez para o intestino delgado (veja a figura 1). O corpo produz outras enzimas no pâncreas que são liberadas no intestino delgado para quebrar ainda mais os alimentos, transformando o carboidrato complexo da batata comida em uma simples molécula de glicose. Quanto mais complexo for o carboidrato, mais tempo ele levará para ser quebrado, o que significa que o pão integral leva muito mais tempo do que o biscoito de chocolate.

Após a quebra do carboidrato e sua transformação em glicose e outros açúcares, ele poderá ser absorvido pelo organismo. Portanto isto somente acontece quando os alimentos chegam ao intestino delgado, de onde os açúcares são absorvidos para a corrente sanguínea. Quanto mais rápido um alimento for quebrado, mais rapidamente poderá causar uma elevação nos níveis de açúcar no sangue. As elevações rápidas no nível de açúcar no sangue são geralmente seguidas por quedas significativas, e estas quedas podem afetar o organismo. Dentre outros sintomas uma queda pode fazer com que você se sinta cansado e com fome. Se o alimento é quebrado mais lentamente, o açúcar é lançado na corrente sanguínea de forma lenta e prolongada, e com isso os níveis de açúcar no sangue não sobem ou descem tão rapidamente. Portanto, os doces e o pão branco chegam à sua corrente sanguínea rapidamente e se necessário podem elevar o açúcar no sangue, mas os alimentos mais complexos como os mingaus ajudam a manter uma liberação contínua de açúcar fornecendo energia por um longo período de tempo sem causar picos ou quedas nos níveis de açúcar no sangue.

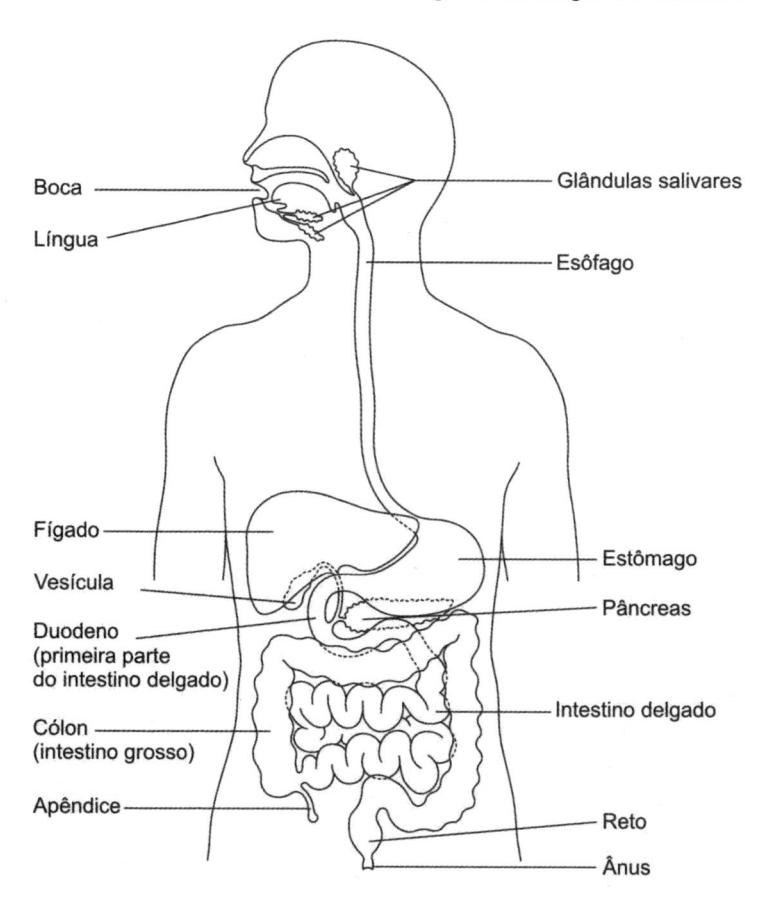

Figura 1 A anatomia do sistema digestivo

Onde o corpo armazena a glicose?

A circulação do corpo é interligada de forma que o sangue vindo do intestino delgado, cheio de glicose, chega ao fígado antes de qualquer outra estrutura. Grande parte da glicose é absorvida pelo fígado e convertida em glicogênio. O glicogênio pode ser reconvertido em glicose de acordo com a necessidade do corpo. O glicogênio pode ser considerado como um depósito de glicose. Quando há muita glicose no sangue, o corpo cria o glicogênio; quando os níveis baixam como acontece à noite ou durante um período de jejum, o organismo utiliza a sua reserva de glicogênio para garantir que as células possam continuar a receber a glicose para produzir energia e funcionar corretamente. O fígado não pode estocar glicose suficiente na forma de glicogênio por muito tempo, mas pode estocar glicose suficiente para manter uma criança sem comida por aproximadamente 12 horas, um bebê por muito menos tempo e um adulto por 24 horas.

A seguir a glicose deixada no sangue passa pelo resto do corpo para ser utilizada por todas as células na produção de energia. Seus músculos também podem estocar glicose na forma de glicogênio. No entanto, diferente do estoque de glicogênio do fígado, que pode ser utilizado quando necessário pelo resto do corpo, o estoque de glicogênio do músculo somente pode ser utilizado pelos músculos durante os exercícios.

O que acontece após uma refeição?

Vamos estimar que você faça três refeições por dia – para simplificar esqueça os lanches por enquanto. Durante e após a refeição o seu corpo utiliza os açúcares absorvidos diretamente na corrente sanguínea a partir do intestino delgado como energia e para reconstruir os estoques de glicogênio. Cerca de quatro horas após o término da refeição, provavelmente não há mais uma grande quantidade de açúcar para ser absorvido no intestino delgado e com isso os níveis de açúcar dentro do sangue começam a cair. Neste ponto os estoques de glicogênio do fígado podem ser quebrados e utilizados pelo corpo como glicose. Provavelmente, seis horas após a sua última refeição você comerá novamente, reiniciando o ciclo e restaurando os estoques de glicogênio.

Quando você faz um lanche entre as refeições, o nível do açúcar no seu sangue se eleva e acaba não utilizando o estoque de glicogênio. O excesso de glicose pode ser armazenado como gordura. Por este motivo comer mais do que o necessário faz com que você engorde.

Como o corpo controla o nível de glicose no sangue?

Os níveis de açúcar no sangue são controlados através de um complicado sistema composto por hormônios diferentes. Os hormônios são substâncias produzidas em uma parte do corpo que fazem efeito em outra parte do corpo, permitindo, por exemplo, que as células utilizem a glicose. Os principais hormônios envolvidos no controle da glicose do sangue são produzidos no pâncreas. O pâncreas é um órgão situado logo abaixo do seu estômago; é responsável pela produção de insulina e outras enzimas que auxiliam na digestão dos alimentos. O pâncreas é formado por inúmeras estruturas menores, chamadas de ilhotas de Langerhans – em seu interior algumas células (células beta) produzem a insulina e outras (células alfa) produzem glucagon – dois hormônios importantes no controle do açúcar no sangue. Estas substâncias são liberadas pelo pâncreas no intestino delgado. A explicação abaixo se refere ao caso de uma pessoa sem diabetes.

O que faz a insulina e como funciona?

A insulina permite que a célula utilize a glicose contida no sangue, e com isso é responsável por reduzir o nível de glicose do sangue.

A insulina permite que a célula utilize a glicose do sangue na produção de energia. Ela se prende à superfície da célula e age como uma guardiã permitindo que a glicose entre na célula. A insulina também impede o fígado de liberar a glicose dos seus estoques de glicogênio; na verdade ela estimula o fígado a utilizar a glicose para a estocagem do glicogênio para futura utilização. A insulina possui outras funções como estimular a produção de proteína no organismo; se você come mais do que precisa, a insulina estimula o excesso de carboidrato a se transformar em gordura. Em períodos de jejum estes estoques de gordura podem ser quebrados novamente se transformando em glicose para liberar energia e cetonas.

Quando você faz uma refeição as células beta do pâncreas identificam a elevação do açúcar no sangue e começam a liberar insulina. Estas células liberam a quantidade correta de insulina necessária correspondente ao volume de alimentos ingerido. Isto acontece muito rápido, portanto uma pessoa que não tem diabetes provavelmente não terá uma grande elevação de açúcar no sangue após uma refeição. Mesmo quando você não está comendo, como acontece à noite, o seu organismo ainda libera glicose dos estoques do fígado. Portanto, o pâncreas ainda necessita liberar insulina, em menores quantidades, para que a célula possa utilizar a glicose que está sendo produzida. Isto é chamado de "insulina basal". Aproximadamente metade da insulina produzida em um dia vem desta secreção de insulina. Durante e após as refeições um volume muito maior de insulina é produzido, e estes picos de insulina são conhecidos como "insulina bolus".

O que é o glucagon e como funciona?

O glucagon pode quase ser considerado como o oposto da insulina já que age no aumento da quantidade de glicose dentro do sangue. O glucagon é produzido pelas células alfa das ilhotas de Langerhans no pâncreas e é liberado quando o nível de açúcar no sangue começa a cair ou está baixo, o que ocorre à noite. O glucagon age estimulando o fígado a liberar glicose dos seus estoques de glicogênio e também estimula a quebra de gordura e proteínas para produzir mais glicose.

Há também outros hormônios envolvidos no controle do açúcar do sangue. A adrenalina, hormônio do crescimento e o cortisol – hormônios do estresse aumentam o nível de açúcar do sangue.

O "ato de equilíbrio"

Podemos considerar o controle dos níveis da glicose no sangue como um "ato de equilíbrio" (veja a figura 2). Por um lado temos as situações e substâncias que aumentam o açúcar do sangue, e do outro lado temos as situações e substâncias que reduzem os níveis de glicose no sangue. É muito importante que o equilíbrio esteja correto, pois os dois extremos são bastante perigosos. O organismo utiliza os hormônios acima para manter os níveis da glicose no sangue entre aproximadamente 72 e 126 mg/dL. O termo médico para os níveis normais de açúcar no sangue é "normoglicemia", para os níveis elevados de açúcar no sangue é "hiperglicemia" e para os níveis baixos é "hipoglicemia". Estes são os termos utilizados neste livro.

Quando os açúcares estão próximos ou ultrapassando o limite máximo do normal, o pâncreas produz insulina para provocar a sua redução. Quando os níveis estão próximos do limite mínimo do normal, o pâncreas produz glucagon e o restante do organismo produz os demais hormônios anteriormente mencionados, tal como a adrenalina, para trazer os níveis de volta ao normal. Outros fatores estão envolvidos no ato do equilíbrio; é óbvio que a alimentação eleva a glicose no sangue, assim como o estresse. Os exercícios e a falta de alimentação reduzem a glicose do sangue. Todos estes fatores atuam de forma interligada para manter o nível de glicose do organismo rigorosamente dentro dos padrões normais.

Pode parecer estranho que apenas um hormônio reduza a glicose do sangue, enquanto diversos hormônios elevam os níveis. Isto acontece porque até em um nível ligeiramente mais baixo do que o normal – por exemplo: com 63 mg/dL de açúcar no sangue – você pode começar a se sentir mal e todos os sistemas do seu corpo serão afetados. O cérebro não pode armazenar glicose do mesmo modo que o fígado, e por isso depende da glicose que consegue absorver da corrente sanguínea. Portanto o organismo precisa agir de forma defensiva para elevar o nível do açúcar para que o cérebro continue funcionando adequadamente. Esta rotina é chamada de "regulação negativa".

Níveis de glicose no sangue

Fatores que aumentam a glicose no sangue:
- hormônios
  - glucagon
  - adrenalina
  - cortisol
- estresse
  - físico
  - emocional

Fatores que reduzem a glicose no sangue:
- insulina
- exercícios
- falta de alimentação

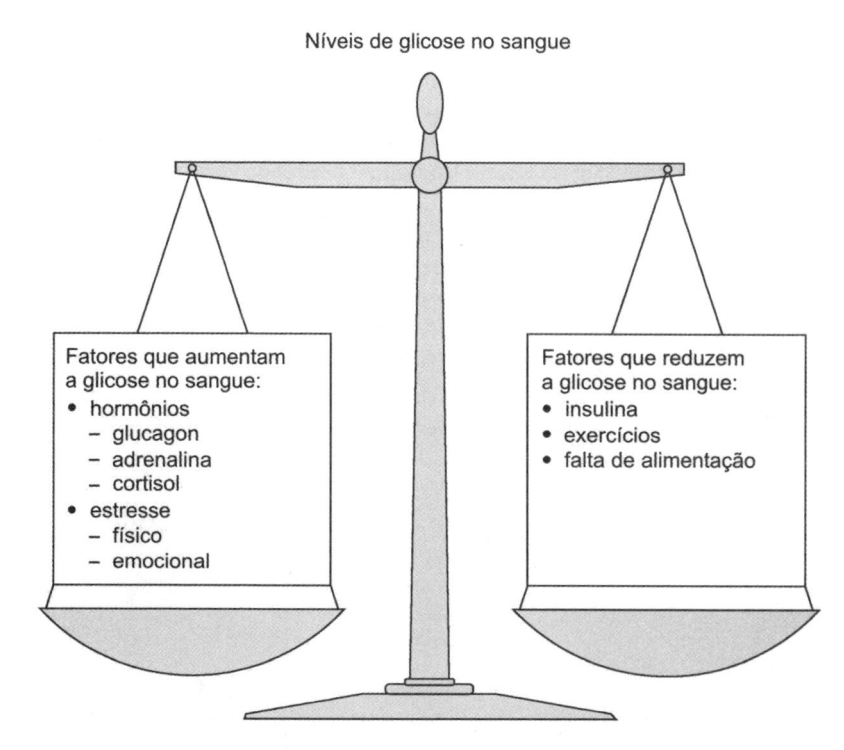

Figura 2 O ato de equilíbrio do controle da glicose no sangue

Durante longos períodos de baixo nível de glicose ou até mesmo em jejum, os hormônios liberam glicose dos estoques do fígado (glicogenólise) e também produz glicose a partir dos estoques de gordura (gliconeogênese). Conforme descrito acima, o sangue do intestino delgado repleto de glicose da sua última refeição, combinado com a insulina, segue primeiramente para o fígado para armazenagem. Um adulto pode estocar cerca de 100 g de glicose no fígado, uma criança pode estocar uma quantidade bem menor. Uma criança com 5 anos de idade consegue permanecer em média 12 horas sem alterar o açúcar do sangue, como acontece, por exemplo, à noite. Quanto mais jovem for a criança menor será o seu estoque de glicogênio. É importante observar que mesmo que uma criança pequena não seja ativa, ela utilizará a glicose mais rapidamente do que um adulto.

Outros fatores que também afetam os níveis da glicose além da alimentação, do exercício e da insulina:

O *Hormônio do Crescimento* é um dos hormônios que eleva a glicose no sangue. Este não é o seu único papel – conforme o seu nome sugere, este hormônio é necessário para o crescimento. Portanto, nos adolescentes em fase de crescimento, o aumento na produção do hormônio de crescimento acarreta uma elevação na glicose do sangue liberando com isso mais insulina para manter o equilíbrio.

A *Adrenalina*, hormônio do "medo, luta ou fuga" é produzido em todas as situações de estresse. Historicamente e em termos de evolução o "medo" significaria estar sendo atacado por algo e as únicas opções seriam responder ("luta") ou fugindo ("fuga"); as duas situações requerem um aumento no volume da glicose, portanto a adrenalina também aumenta a glicose no sangue. Atualmente o "medo" descreve qualquer situação estressante como uma prova, uma discussão, um jogo de computador ou mesmo uma doença. À medida que a adrenalina é produzida vemos dentre outras ações o aumento da quantidade de açúcar no sangue. Mais insulina é produzida para equilibrar a situação e manter os níveis da glicose dentro das taxas normais.

Cetonas

Conforme descrevemos acima o corpo pode produzir glicose, e com isso energia a partir da quebra de seus estoques de gordura. Um subproduto desta quebra de gordura são as cetonas que podem ser utilizadas como combustível por algumas partes do corpo como o cérebro, por exemplo.

O corpo começa a quebrar a gordura quando não consegue acessar a glicose. Isto pode acontecer durante um jejum quando esgotar o estoque de glicogênio, e também no diabetes. No diabetes há bastante glicose no sangue, porém as células não conseguem acessá-la sem a guardiã insulina. Com isso o organismo age como se estivesse em jejum e começa a quebrar a gordura produzindo cetonas. As cetonas podem provocar sintomas como o vômito e podem se tornar perigosas caso não sejam tratadas (veja o capítulo 7 sobre "As emergências no diabetes"). Felizmente você agora já sabe como e por que o corpo utiliza e regula o nível da glicose no sangue, o que lhe ajudará a compreender o diabetes e o seu tratamento.

O que é o diabetes?

O diabetes é uma doença na qual os níveis de glicose do sangue são maiores do que o normal. O controle hormonal da glicose no sangue não funciona como deveria. Diabetes vem da palavra grega *diabainein*, em seu significado de "drenar" ou "fazer atravessar" um fluxo de líquido. A doença foi batizada pelo médico grego do século II Aretaeus da Capadócia, para descrever um dos principais sintomas do diabetes – o aumento e a constância da urina, ou seja, os pacientes urinam como um dreno! A palavra "mellitus" foi adicionada no século VII e vem da palavra latina "*mel*" ao verificar que os pacientes com diabetes passavam a urinar com um sabor adocicado (devido ao excesso de glicose).

O termo diabetes, conforme utilizado neste livro, refere-se somente ao diabetes mellitus e aos seus subtipos. A doença diabetes insipidus também envolve micção frequente, porém nesta doença os níveis de insulina e de glicose no sangue são normais. O diabetes mellitus costumava ser dividido em dois subgrupos: "diabetes mellitus insulino-dependentes" (DMID) e "diabetes mellitus não insulino-dependentes" (DMNID). Atualmente esta classificação é usada raramente.

Subtipos do diabetes

Diabetes tipo 1

O diabetes tipo 1 é uma doença autoimune onde o organismo ataca a si próprio. As células produtoras de insulina do pâncreas são atacadas pelo organismo de forma que a insulina para de ser produzida. Inicialmente apenas algumas células são destruídas mantendo a produção de um pouco de insulina, mas com o passar do tempo a produção de insulina diminui e eventualmente o pâncreas para de produzir a insulina.

O que acontece quando a insulina deixa de ser produzida?

A glicose continua sendo absorvida dos alimentos, mas sem a insulina não consegue entrar nas células, resultando em níveis elevados de glicose no sangue. Parte deste excesso é eliminada pelo corpo através dos rins e da urina, resultando em uma urina doce responsável pelo nome do diabetes.

Como as células não conseguem obter a glicose do sangue sem a insulina, elas agem como se o corpo estivesse no regime de jejum. Apesar de haver muita glicose no sangue, as células não conseguem utilizá-la e sinalizam para o corpo informando que o açúcar no sangue está baixo. Os hormônios que elevam a glicose no sangue, como o glucagon, são produzidos e liberados, provocando a liberação da glicose dos estoques de glicogênio do fígado, elevando ainda mais a glicose do sangue. Como nenhuma insulina está sendo produzida, as células continuam não conseguindo acessar a glicose dentro do sangue. Continuam respondendo como se estivesse em jejum quebrando os estoques de gordura em duas partes – ácidos graxos e glicerol. O glicerol a seguir é quebrado se transformando em glicose e os ácidos graxos se transformam em cetonas na corrente sanguínea. Ambos são excretados pela urina.

O diabetes do tipo 1 é dependente de insulina – ou seja, somente pode ser tratado com a insulina. A partir do momento que a insulina é injetada, ela passa agir como a guardiã assim como acontece com a produção natural de insulina do corpo, permitindo que as células acessem a glicose na corrente sanguínea e encorajando a produção dos estoques de glicogênio no fígado, trazendo os níveis de glicose no sangue de volta ao normal.

Para resumir, o corpo não percebe que está com diabetes: apenas responde ao fato de que as células não têm acesso à glicose. Com isso tenta aumentar o volume da glicose no sangue e eventualmente entra em regime de jejum. Os níveis elevados de glicose no sangue são muito perigosos, apesar de poderem ser corrigidos com a insulina. O diabetes do tipo 1 é o diabetes mais comum na infância. Mais de 90 por cento das crianças com diabetes possuem o do tipo 1.

Diabetes tipo 2

No diabetes do tipo 2 um pouco de insulina continua sendo produzida pelo pâncreas. Contudo, a quantidade pode não ser o suficiente ou o corpo pode não estar respondendo à insulina, tornando-se menos sensível à insulina produzida – "resistente à insulina". Como as células estão respondendo menos, os níveis de glicose no sangue se mantêm elevados, e com isso o pâncreas produz mais insulina para tentar controlar. É possível que a produção pare, à medida que o pâncreas se cansa. Com o passar do tempo o corpo se torna cada vez menos capaz de responder à insulina produzida, e as células respondem como na situação descrita acima para o diabetes do tipo 1.

O diabetes do tipo 2 costumava ser visto como uma doença que somente afetava os adultos. No entanto, a incidência do diabetes do tipo 2 nas crianças vem aumentando. Isto pode estar acontecendo porque o diabetes do tipo 2 é associado ao sobrepeso e o número de crianças com sobrepeso também vem aumentando.

O diabetes do tipo 2 pode inicialmente ser controlado através de uma mudança na dieta e nos hábitos diários. Também podem ser utilizados medicamentos orais. Estes medicamentos não aumentam a quantidade de insulina produzida. Ao contrário, eles aumentam a sensibilidade das células à insulina que já está sendo produzida no pâncreas. Em alguns casos o tratamento com insulina pode ser necessário.

Diabetes juvenil do início da maturidade – *Maturity onset diabetes of the young (MODY)*

A manifestação do diabetes MODY é uma forma rara de diabetes geneticamente herdada que pode ser tratada através de dieta, comprimidos ou insulina. Devido ao seu aspecto raro não abordaremos mais este assunto neste livro.

Diabetes latente autoimune dos adultos

O diabetes latente autoimune dos adultos é um subtipo do diabetes tipo 1. Neste caso o corpo é bastante sensível à insulina e pode lidar com o volume decrescente de insulina produzido não vindo a desenvolver nenhum sintoma até uma idade avançada.

Qual é a incidência do diabetes?

De acordo com a Federação Internacional do Diabetes, estima-se que existam 400 000 crianças abaixo de 14 anos com diabetes em todo o mundo. Acredita-se que este número esteja crescendo. O número de pessoas com diabetes varia de um país para o outro, ou seja, o diabetes é mais comum na Escandinávia do que no Japão por razões ainda desconhecidas. O diabetes é uma das doenças crônicas mais comuns na infância. Dentre as crianças portadoras de diabetes mais de 90 por cento possuem o diabetes do tipo 1.

Na Inglaterra e em Gales cerca de 15 em cada 100 000 crianças desenvolvem o diabetes por ano. A doença é mais comum na Escócia afetando aproximadamente 25 crianças em cada 100 000. O número de crianças com diabetes vem sofrendo um aumento significativo quando comparado com o número de 50 anos atrás e acredita-se que a incidência esteja aumentando.

Conforme mencionado anteriormente, o diabetes do tipo 1 é considerado como uma doença autoimune, na qual o organismo ataca a si próprio. Através de um teste sanguíneo podemos extrair marcadores para a autoimunidade no qual muitas crianças com diabetes apresentarão um resultado positivo. No entanto, estes marcadores também podem estar presentes em pessoas sem diabetes e que não venham jamais a desenvolver a doença e por isso não podem ser utilizados para prever quem poderá ou não vir a desenvolver o diabetes.

Por que podemos desenvolver diabetes?

Atualmente os cientistas e os médicos não sabem exatamente o que causa o diabetes apesar das inúmeras explicações sugeridas.

Possíveis causas do diabetes do tipo 1

Doença infecciosa

É possível que um vírus inicie o processo autoimune que resulta na destruição das células beta do pâncreas. O vírus pode ser muito semelhante em estrutura a uma das proteínas das células beta, com isso o sistema de defesa do organismo não consegue perceber a diferença entre o vírus que deseja destruir e as células que deseja manter. É possível que sejam necessários diversos ataques do vírus para causar o diabetes.

A "hipótese da higiene"

As crianças atualmente têm menos infecções do que tinham no passado devido à melhoria dos padrões de higiene. É possível que isto faça com que os seus sistemas imunológicos reajam de forma diferente ao se depararem com uma infecção. As infecções que ocorrem imediatamente após o parto aparentemente aumentam o risco do diabetes, talvez devido à imaturidade do sistema imunológico.

Predisposição genética

Apenas aproximadamente 10 por cento das crianças com diabetes têm pais ou irmãos com a doença.

Infecção materna

Se a mãe contrai determinadas infecções durante a gravidez tal como a rubéola, aumentam os riscos da criança vir a desenvolver diabetes.

Fatores ambientais

É mais comum, por exemplo, desenvolver diabetes no inverno devido à necessidade do aumento da produção de insulina.

Exposição prematura ao leite de vaca

Isto pode ocorrer no caso da exposição de crianças com menos de seis meses ao leite de vaca, enquanto que nos países onde as crianças não bebem leite a incidência do diabetes infantil é menor. Esta não é uma teoria comprovada. Ao mesmo tempo em que o leite de vaca não é recomendado para bebês com menos de 6 meses, após esta idade passa a ser aconselhado como um alimento saudável e uma boa fonte de cálcio.

Possíveis causas do diabetes do tipo 2

Predisposição genética

A probabilidade de alguém herdar uma predisposição para o diabetes do tipo 2 é aparentemente maior do que a mesma probabilidade para o diabetes do tipo 1. Muitas crianças com diabetes do tipo 2 possuem um dos pais ou um histórico familiar com a doença; os números apresentados variam entre 25 por cento e 80 por cento.

Obesidade

O sobrepeso aumenta a probabilidade do desenvolvimento do diabetes do tipo 2. Cerca de 80 por cento das pessoas com o diabetes do tipo 2 sofrem de sobrepeso. É possível que a predisposição para o sobrepeso seja herdada dos pais. A gordura extra nas células dificulta a resposta à insulina.

Etnias

Determinados grupos étnicos como o povo asiático ou africano têm maior tendência a desenvolver o diabetes do tipo 2. Tanto no caso do diabetes 1 quanto no caso do diabetes 2 é provável que a doença seja resultante de uma combinação de fatores.

Por que o diabetes é importante?

É importante manter a glicose do sangue dentro dos níveis normais para que o organismo possa funcionar normalmente. Tanto os níveis muito elevados quanto os muito reduzidos são considerados como emergências e podem ser muito perigosos trazendo sérias complicações ao longo do tempo (veja os capítulos 7 e 8 para maiores informações).

Perguntas frequentes

- *É possível contrair diabetes?* Não. É importante que seus filhos e seus amigos, professores e parentes saibam que o diabetes não é infeccioso, já que isto pode não ser óbvio para todos. A simples educação auxilia a criança a ser aceita por seus colegas.
- *É possível fazer um teste para ver se você terá diabetes?* Atualmente isto não é possível. As crianças com diabetes apresentam alguns marcadores no sangue, porém estes mesmos marcadores estão presentes nas crianças que não desenvolvem diabetes e por isso não podem ser utilizados como um teste.
- *Há prevenção para o diabetes?* Infelizmente até o momento o diabetes do tipo 1 não pode ser evitado. No entanto, os ajustes no estilo de vida, uma boa dieta e tratamento podem ajudar a prevenir complicações ao longo prazo. Como o diabetes do tipo 2 é associado ao sobrepeso, o controle do peso pode ser uma forma de prevenção.
- *É possível adquirir diabetes por comer muitos doces ou alimentos que contenham açúcar?* Não no caso do diabetes do tipo 1. Este é um erro de julgamento muito comum, já que quando se desenvolve o diabetes há uma tendência a parar de comer alimentos com açúcar. No caso especificamente do diabetes tipo 2, comer doces não causa a doença que está relacionada ao excesso de peso. Portanto uma alimentação com excesso de calorias, como as ricas em açúcares, pode levar a obesidade e com isso a um risco maior de diabetes do tipo 2.
- *Se meu filho está com sobrepeso ele certamente terá diabetes?* Não se pode ter certeza, no entanto ele tem um risco maior de desenvolver o diabetes do tipo 2.
- *É minha culpa que meu filho desenvolveu diabetes?* Definitivamente não. O diabetes do tipo 1 não é culpa de ninguém, é uma doença que acontece, por razões que ainda não são totalmente conhecidas, e que até o momento ainda não pode ser evitada. Não há por que se culpar. Uma dieta saudável e exercícios físicos ajudam a reduzir o risco do diabetes do tipo 2, portanto esta é uma área na qual você pode agir.

2
Diagnosticando o diabetes

Receber um diagnóstico de que seu filho está com diabetes pode ser muito difícil. Ouvir que o seu filho não está bem já é duro o suficiente; ficar sabendo que ele tem uma doença crônica, e ter que aprender a controlá-la é bastante assustador, apesar de sabermos que você receberá muita ajuda da sua equipe local de controle do diabetes e dos médicos. Converse com as enfermeiras e com os médicos, amigos, e principalmente, com o seu filho.

Sintomas e sinais do diabetes do tipo 1

Os sintomas do diabetes frequentemente podem ser reconhecidos na fase inicial. No entanto, muitas vezes o diabetes não é identificado antes de a criança começar a se sentir mal e precisar ser internada. Os sintomas mais comuns e clássicos do diabetes tipo 1 são:

- aumento da sede (polidipsia) – necessidade de ingerir um volume muito maior de líquidos do que de costume;
- aumento da diurese (poliuria) – necessidade de ir ao banheiro para urinar com muita frequência, principalmente à noite. Algumas vezes podemos perceber pela quantidade de vezes que a criança molha as fraldas (ou roupas) durante o dia ou à noite;
- perda de peso;
- cansaço constante.

Os sintomas abaixo também são comuns nas crianças:

- dores abdominais – dores de barriga ou outros problemas abdominais;
- dores de cabeça;
- problemas comportamentais como falta de concentração ou agitação.

A doença pode evoluir em apenas algumas semanas, e com isso será possível observar os sintomas acima. Se o seu filho manifestar dores na barriga ou

16 Diagnosticando o diabetes

qualquer outro sintoma que não tenha explicação, ou se estiver demorando a ficar bom, ele deverá realizar um exame de sangue para testar o açúcar no sangue. O diabetes pode se manifestar tão rapidamente que muitas vezes não é possível perceber um sintoma antes de a criança começar a passar mal. A criança pode desenvolver cetoacidose (veja o capítulo 7, "Emergências do Diabetes"), sendo necessária a sua internação para tratamento. O diabetes pode ser diagnosticado a qualquer idade.

Sintomas e sinais do diabetes do tipo 2

Os sintomas e sinais do diabetes do tipo 2 podem ser os mesmos do diabetes do tipo 1. Algumas vezes o portador do diabetes do tipo 2 não apresenta sintoma algum. O diabetes do tipo 2 é geralmente diagnosticado quando alguém passa mal ou realiza um teste em busca de outras doenças. No entanto, considerando que o sobrepeso é um fator de risco para o diabetes do tipo 2, se você ou o seu filho sofrem de sobrepeso fique atento para os sintomas informados anteriormente. Se você estiver preocupado peça ao seu médico para solicitar um exame para testar o açúcar no sangue.

Como é diagnosticado o diabetes?

O diabetes é diagnosticado através de exames de sangue que medem o nível da glicose no sangue. Normalmente os níveis de glicose do sangue ficam entre 72-108 mg/dL. O exame de sangue pode ser feito após um jejum de seis horas, normalmente cedo pela manhã, ou a qualquer momento durante o dia. Os exames realizados em jejum geralmente apresentam resultados mais precisos. O diabetes pode ser diagnosticado se:

- o nível de glicose no sangue venoso do paciente em jejum for acima de 126 mg/dL;
- o nível de glicose no sangue venoso do paciente sem jejum for acima de 200 mg/dL.

O próximo teste é conhecido como teste oral de tolerância à glicose. Neste caso é colhida uma amostra de sangue do paciente em jejum, geralmente na primeira hora da manhã após o jejum de seis horas. A seguir o paciente ingere uma bebida que contém 75 g de glicose (geralmente uma bebida energética) e aguarda por duas horas. Após duas horas é colhida uma nova amostra do sangue. Os resultados são analisados de acordo com a tabela 1.

A tabela apresenta uma coluna com o título de "tolerância diminuída à glicose"; isto não significa que você esteja com diabetes, porém que há um risco maior de desenvolver o diabetes do tipo 2. As crianças que não estiverem passando bem e apresentarem um resultado elevado de glicose no sangue podem receber um diagnóstico de diabetes.

Tabela 1 Análise dos níveis de glicose no sangue

Nível de glicose no sangue (mg/dL)	Normal	Tolerância diminuída à glicose	Diabetes mellitus
Amostra após jejum de seis horas	72-100	Acima de 100 e abaixo de 126	Acima de 126
Amostra randômica (após 2 horas da ingestão de 75 g de glicose)	Abaixo de 140	Entre 140-200	Acima de 200

É possível que o seu médico examine o seu filho utilizando um teste de ponta de dedo ou um exame de urina (veja o capítulo 3, "Monitorando o Diabetes"). O diabetes não pode ser diagnosticado apenas através destes exames; é necessário um exame de sangue com o paciente em jejum.

O que fazer a seguir?

A explicação abaixo se aplica ao diabetes do tipo 1; o diabetes do tipo 2 geralmente pode ser monitorado em casa, através de consultas no ambulatório, conforme apresentado mais adiante (veja o capítulo 5, "O Tratamento do Diabetes").

O que você terá que fazer após receber o diagnóstico do diabetes dependerá do estado de saúde do seu filho na ocasião e do serviço médico local. O diabetes do tipo 1 é *sempre* tratado com injeções de insulina; simplesmente não é possível tratá-lo com medicação via oral. Por isso nos primeiros dias e semanas após o diagnóstico você aprenderá, dentre outras coisas, a aplicar as injeções, a monitorar os níveis de glicose no sangue, e como fazer uma alimentação saudável.

Se o seu filho estiver passando bem, você terá a opção de iniciar o tratamento em casa, dependendo dos recursos da equipe de controle do diabetes na sua região. Mesmo que o seu filho esteja passando bem, o volume de insulina que ele precisará receber muda regularmente, e até diariamente, principalmente no início do tratamento. Isto pode assustar a princípio, mas você receberá o número do telefone de alguém da sua equipe de controle que poderá ser acionado a qualquer momento. É realmente importante que você faça perguntas e a equipe deverá incentivá-lo a perguntar!

Nem todas as regiões possuem um serviço que lhe permita iniciar o tratamento em casa com um suporte contínuo da equipe de controle do diabetes. Em algumas regiões, mesmo se o seu filho estiver passando bem, é possível que seja sugerida uma internação por um curto período para o início do tratamento. Mesmo se lhe oferecerem a possibilidade do tratamento em casa, você poderá optar por iniciar o tratamento em um hospital já que isto lhe dará mais segurança durante o processo do aprendizado – se esse for o caso, informe ao seu médico.

Se o seu filho estiver passando mal será necessário que você inicie o tratamento em um hospital. Se o seu filho apresentar sintomas de cetoacidose o tratamento inicial será mais agressivo, com um soro intravenoso para injetar líquido e insulina diretamente no organismo.

Socorro!

É claro que este é um momento assustador, não apenas para o seu filho, mas também para você e para a sua família. Como responsável você poderá se deparar com uma situação na qual a criança chora ou luta para não tomar a injeção, e algumas pessoas têm fobia por agulhas. É sempre difícil saber que seu filho está doente, e neste caso com uma doença crônica. Os médicos, as enfermeiras e os demais membros da equipe compreendem a situação e estão disponíveis para conversar com você. Você pode também buscar aconselhamento se você sentir que será melhor conversar com alguém sobre suas experiências. É importante continuar conversando e fazendo quantas perguntas forem necessárias. Não há pergunta que seja simples demais e ninguém pensará que você é idiota por fazer perguntas ou repetir as mesmas dúvidas. Este é o momento de fazer as perguntas e aprender o básico para poder administrar o diabetes o melhor possível.

É comum se culpar ou questionar o porquê dos acontecimentos. Não é sua culpa e nós não sabemos por que ocorre o diabetes. Se a carga for muito pesada para você fale com alguém sobre isso; você obterá o suporte e a ajuda necessária.

O diabetes é uma doença crônica e até o momento não há cura; contudo, o diabetes pode ser muito bem controlado. Isto não significa que seu filho não terá uma "vida normal". Ele poderá fazer tudo que sente vontade, mas terá também que administrar a sua doença ao mesmo tempo. Mesmo que pareça inacreditável a princípio, com o passar do tempo, o ato de cuidar do diabetes, calculando a quantidade de insulina necessária, aplicando as injeções e fazendo uma alimentação saudável se tornará administrável, comum e apenas parte da sua rotina diária.

As primeiras semanas

Após a aplicação da insulina e a partir do momento que os níveis de açúcar do sangue começarem a voltar ao normal, você perceberá que seu filho começará a se sentir melhor rapidamente. Ele poderá também se sentir faminto, principalmente se houve uma perda de peso recente. A quantidade de insulina deverá ser ajustada de acordo com a quantidade de alimentos ingeridos. Dentro de algumas semanas o seu filho voltará a comer normalmente.

A sua equipe de controle do diabetes

A equipe trabalha em conjunto e geralmente inclui um pediatra com especialização ou interesse no diabetes, uma enfermeira especialista em diabetes, outras enfermeiras, um nutricionista e muitas vezes um psicólogo infantil. Estas pessoas formam a sua equipe multidisciplinar, podendo haver outras pessoas envolvidas quando necessário, como, por exemplo, um urologista caso o seu filho apresente algum problema renal, etc.

O médico e as enfermeiras calcularão as primeiras doses de insulina e ensinarão a aplicar as injeções, quais sintomas de emergência e sinais deverão ser observados, como calcular a dose diária de insulina, e o que fazer quando o seu filho passar mal. O nutricionista recomendará uma dieta saudável e poderá também lhe ajudar a calcular as doses de insulina a serem ministradas com cada refeição. O psicólogo e/ou conselheiro poderá lhe ajudar a conversar com o seu filho, administrando a resposta da criança, e também a cuidar de você. Você é parte desta equipe e como tal a sua contribuição é válida e encorajada. Você poderá confiar no apoio e na capacidade desta equipe para ajudá-lo a atravessar este período de ajustes e no futuro. A equipe pode ter inúmeros papéis, não apenas no que diz respeito ao cuidado médico, mas também o suporte, o aconselhamento, o apoio e a educação familiar e a ligação com as demais organizações, como, por exemplo, a escola.

Se você tem uma companheira ou companheiro, é importante que vocês dois aprendam sobre o diabetes – no que diz respeito à mudança na alimentação, sintomas de alerta e tratamentos de emergência. Se você não tiver uma companheira, você poderá ter outra pessoa como uma amiga próxima ou alguém da família para trocar confidências, ou até mesmo qualquer pessoa na equipe do controle do diabetes.

A idade de seu filho determinará o que e quanto ele deverá saber sobre a sua doença. Se a criança for muito nova, a maior parte do treinamento deverá ser dirigido aos pais ou responsáveis. Contudo, costumamos encorajar as crianças a aprenderem e a terem algum controle sobre o diabetes desde novas para que possam começar a assumir a responsabilidade sobre a sua saúde.

Os assuntos que serão discutidos com a sua equipe após o diagnóstico do diabetes

- o que é o diabetes;
- como monitorar os níveis de glicose no sangue;
- os sintomas de alto e de baixo níveis de glicose no sangue;
- quais são os equipamentos necessários e como utilizá-los;
- como aplicar as injeções de insulina;
- o que fazer no caso de hipoglicemia e hiperglicemia;
- alimentação saudável;
- o que dizer à escola/à família/aos amigos.

3
Monitorando o diabetes

É importante monitorar regularmente os níveis da glicose. Este capítulo é dirigido ao monitoramento do diabetes tanto a curto prazo quanto a longo prazo. Os testes utilizados para monitorar o diabetes são os mesmos tanto para o tipo 1 quanto para o tipo 2. No entanto, a frequência dos testes pode variar dependendo do seu diagnóstico e tratamento. A sua equipe de controle do diabetes pode lhe aconselhar sobre a periodicidade adequada ao seu caso.

Exames de sangue com picada no dedo

Este exame indica o nível de glicose no sangue no momento exato da realização do teste. Por este motivo estes resultados podem ser alterados muito rapidamente. As informações obtidas a partir dos níveis de glicose no sangue podem ser utilizadas para calcular a quantidade de insulina necessária antes de uma refeição, ou quando alguém não está passando bem podem informar se o paciente está com hipoglicemia ou hiperglicemia.

Como devo realizar o teste da picada no dedo?

Em primeiro lugar lave as suas mãos e as mãos da criança – isto é importante para eliminar qualquer açúcar que possa estar em suas mãos e que possa vir a apresentar um resultado incorreto, e também por questões de higiene para prevenir infecções. Utilize água morna para aumentar o fluxo de sangue nos dedos tornando mais fácil obter uma gota de sangue.

Você deve ter recebido um dispositivo próprio para a picada, bem como um pequeno equipamento que calcula o nível da glicose. Como cada equipamento funciona de forma diferente, será necessário que lhe mostrem como utilizar o seu equipamento. Muitos dispositivos vêm com uma lancetadora que você insere no equipamento com lancetas descartáveis (dispositivo fino e cortante). A seguir você encosta o equipamento na pele e aperta um botão, e a lanceta é empurrada para fora do equipamento fazendo um furo na pele. Muitas pessoas consideram estes equipamentos fáceis de serem utilizados e seguros. A gota de sangue é colhida e inserida no equipamento para calcular a glicose no sangue. Este procedimento pode ser momentaneamente doloroso. Faça a picada na lateral do dedo após a última junta, perto da ponta. Furar a lateral do dedo é menos doloroso além de causar menor efeito na sensibilidade do próprio dedo. Tente evitar furar os dedos polegares ou indicadores da mão dominante (direita no caso dos destros), já que estes são mais utilizados para as sensações.

Alguns equipamentos salvam os resultados por alguns dias ou semanas. Caso o seu equipamento não tenha esta memória, você poderá escrever os resultados em um diário ou transferi-los para o seu computador para ter uma boa ideia do padrão dos resultados da glicose e com isso controlar o diabetes do seu filho.

Com que frequência é preciso realizar o teste da picada no dedo?

O seu médico deverá lhe informar com que frequência realizar os exames de sangue. Os testes são realizados para que você possa agir sobre os resultados e ajustar a dose de insulina de forma adequada. No diabetes do tipo 1, considera-se que sejam necessários no mínimo quatro testes por dia para que seu filho possa tomar as doses corretas de insulina. Estes quatro testes devem ser antes do café da manhã, do almoço, antes do jantar e antes de ir dormir.

Alguns médicos recomendam que você faça quinzenalmente um perfil completo de 24 horas da glicose. Isto significa que será necessário fazer o teste da picada antes de cada refeição e duas horas após, e uma vez durante a noite.

Durante alguns períodos será necessário realizar mais de quatro testes por dia, por exemplo, quando for necessário sair e jantar tarde, for a uma festa ou quando comer de forma diferente, quando estiver fazendo muito exercício, ou não estiver passando bem, com um resfriado ou durante um estresse emocional. Nessas situações a dosagem de insulina necessária pode ser diferente da normal tornando necessário realizar o teste antes de cada refeição e duas horas após para poder ajustar a dose da insulina.

Os testes também podem ser feitos quando a criança não estiver se sentindo bem para ajudá-lo a identificar um quadro hipoglicêmico.

Qual deve ser o valor obtido?

A meta é manter o nível da glicose do sangue entre 68 e 126 ou 144 mg/dL antes das refeições (pré-prandial) e até o máximo de 180 mg/dL duas horas após a refeição (pós-prandial). Se os seus níveis estiverem acima ou abaixo do acima sugerido, é possível que seja necessário ajustar as doses de insulina.

Será de grande valia se você puder manter um diário ou livro de registro com os resultados. Observe também se a criança estiver fazendo muitas atividades físicas ou comendo de forma diferente do normal (as crianças maiores e os adolescentes podem preferir cuidar do próprio controle). O diário será muito útil para que tanto você quanto a sua equipe de controle do diabetes possam monitorar o seu tratamento e perceber quando as doses precisarem ser alteradas.

O resultado está correto?

Nenhum equipamento é perfeito, e cada um apresenta uma margem de erros diferente, o que deverá estar detalhado nas informações que acompanham o seu equipamento. Se a margem de erros for de 10 por cento, o nível de açúcar no sangue de 180 mg/dL pode ser de fato entre 162 e 198 mg/dL; no entanto, quando o resultado da leitura é baixo como 36 por exemplo, o nível de açúcar no sangue poderá estar entre 32,4 e 39,6 mg/dL. Portanto os equipamentos se tornam mais precisos quando os resultados de glicose no sangue estão baixos.

Para obtermos um resultado real precisamos utilizar o equipamento da forma correta. Podemos obter resultados incorretos e elevados devido ao resíduo de glicose nos dedos (é por este motivo que devemos lavar as mãos antes de realizar o teste). É possível obter um resultado baixo incorreto quando a gota de sangue colocada na tira de testes é muito pequena.

Quando o equipamento exibir a palavra *low* (baixo) ou *high* (alto) não pense que está apresentando uma leitura incorreta. Geralmente isto significa que os níveis estão tão elevados ou tão baixos que não podem ser registrados pelo equipamento. Em qualquer um dos casos é preciso tomar uma atitude o mais rápido possível.

Perguntas frequentes

- *A picada no dedo causa perda de sensibilidade?* A pele pode ficar mais grossa com o passar do tempo, porém não há evidência que comprove uma perda significativa de sensibilidade. A picada na lateral do dedo é menos dolorosa do que na parte macia, e também significa que mesmo que haja alguma perda de sensibilidade isto não deverá afetar as funções.

- *É imperativo que seja nos dedos?* Não, é apenas mais fácil lidar com os dedos da mão. Você também pode usar os dedos dos pés desde que estejam saudáveis. Se houver machucados ou redução de sensibilidade nos pés, você não deverá utilizar os dedos dos pés. Alguns equipamentos podem fazer o teste em outras áreas do corpo como, por exemplo, nos quadris, porém estes resultados são considerados menos precisos.
- *Meu filho chora e se debate quando eu tento fazer o teste da picada no dedo; o que eu devo fazer?* Esta é uma situação difícil e estressante para todos; ele pode estar com medo, ou sentir dor ou apenas não quer fazer o teste. Se for necessário peça para outra pessoa segurá-lo de forma que ele não possa mexer o braço ou lutar. Apesar de parecer horrível, isto significa que você conseguirá realizar o teste o mais rápido possível minimizando o estresse para todos. A seguir faça carinho e acalente a criança. Algumas vezes a criança rejeita o carinho, mas você deverá tentar explicar porque está fazendo isso e que o melhor a fazer é realizar o teste o mais rápido possível para acabar logo.
- *O que eu posso fazer para doer menos?* Tente esfregar uma pedrinha de gelo para anestesiar o dedo antes de fazer a picada.
- *Minha filha diz que tem medo do sangue: o que posso fazer para ajudar?* Enfatize a importância do teste para a sua saúde. Pergunte do que ela tem medo – é da agulha, ou do sangue? Ela pode ter medo de ficar sem sangue, e neste caso você deverá assegurar a ela que o organismo fabrica mais sangue todo o tempo, e por isso uma pequena gota não fará nenhuma diferença. Tente fazer o teste em você mesmo para mostrar que não há nada a temer.
- *Qual deve ser o resultado?* Entre 68 e 126 mg/dL antes das refeições e até 180 mg/dL duas horas após uma refeição.
- *Os níveis do meu filho estão sempre mais elevados do que o recomendado: o que devo fazer?* Converse com a sua equipe – talvez as doses de insulina precisem ser alteradas. Com o tempo você poderá se sentir seguro o suficiente para fazer as alterações por conta própria.

Exames de urina

Glicose na urina

No passado o exame de urina era o único teste disponível para diagnosticar o diabetes. Antes do advento dos exames de sangue e do monitoramento da glicose no sangue, os médicos diagnosticavam o diabetes cheirando a urina e muitas vezes até provando para verificar se estava adocicada. O exame de urina é útil, mas perde em precisão para o exame da picada no dedo.

Os rins produzem a urina a partir da água e dos resíduos do seu organismo. Por este motivo tudo que é encontrado na urina reflete o que pode ser encontrado no seu corpo. Os rins tentam reabsorver o máximo possível de glicose do sangue. Quando os níveis de glicose no sangue estão muito elevados, para que os rins consigam reabsorver toda a glicose, o excesso é lançado na urina. O nível máximo de reabsorção de glicose pelos rins é chamado de limiar renal. O limiar renal médio corresponde ao nível de glicose no sangue de aproximadamente 144 e 180 mg/dL nas crianças.

Podemos considerar que o volume de glicose na urina reflete o volume de glicose no sangue a partir de sua última ida ao banheiro. Enquanto o teste de glicose no sangue apresenta os níveis atuais, o teste de glicose na urina apresenta o nível das últimas horas. Mesmo que você faça um teste do nível da glicose no sangue antes de cada refeição, o nível da glicose ainda pode subir nos intervalos. Um exame de urina poderá confirmar se esta elevação está ocorrendo.

Os testes de glicose na urina são menos precisos do que os testes de glicose no sangue, principalmente se você tiver um limiar renal para glicose muito acima ou abaixo da média – ou seja, você elimina uma quantidade de glicose muito acima do normal ou muito abaixo em sua urina. A sua equipe de controle do diabetes pode ajudá-lo a calcular o liminar da glicose renal. Os testes para glicose na urina podem ser úteis se por algum motivo não for possível testar o açúcar do seu sangue.

Cetonas na urina

Os níveis elevados de cetonas urinários, lançados na urina, significam que os níveis de insulina estão muito baixos e que os níveis de glicose no sangue estão potencialmente e perigosamente elevados.

Como testar a urina para glicose e cetonas?

A maioria dos testes de urina é realizada por amostragem utilizando fitas graduadas. Seu filho deverá urinar em um pote, ou se ainda estiver usando fraldas você poderá torcer a fralda para obter uma ou duas gotas da urina. Você receberá de sua equipe de controle do diabetes uma caixa com fitas de testes e aprenderá a utilizá-las.

As fitas parecem uma tira fina de papel com quadrados coloridos. Cada quadrado representa uma substância que pode ser encontrada na urina, como a glicose ou cetonas (veja a figura 3). Você deverá mergulhar a fita na urina e aguardar um tempo; após o tempo estabelecido você poderá comparar os quadrados da sua fita aos quadrados da tabela de cores. Por exemplo, consideremos os quadrados correspondentes à glicose: estes quadrados ficarão mais escuros de acordo com o volume de glicose na urina. Ao comparar o quadrado à tabela de cores o resultado poderá ser: sem glicose, vestígios de glicose, glicose +, glicose ++ ou glicose +++. Anote o resultado dos testes.

Quando devemos testar a urina para glicose e cetonas?

O monitoramento regular da glicose através da urina pode ser de grande utilidade, mostrando se durante um determinado período do dia ou da noite você elimina glicose. Você poderá fazer um teste de glicose no sangue para verificar o que está acontecendo. Também pode ser útil realizar o monitoramento da glicose pela urina entre os testes no sangue, para verificar como está se comportando o nível de açúcar em seu sangue. O monitoramento da urina também pode ser utilizado quando você não pode ou não quer realizar o monitoramento da glicose no sangue.

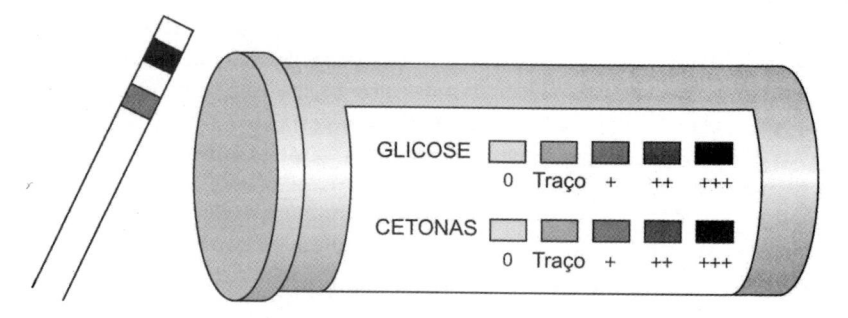

Figura 3 Teste da urina – a fita ilustrada apresenta um resultado de **glicose +++, e cetonas +**

Você deverá monitorar a cetona na urina quando:

- seu filho não estiver se sentindo bem; as cetonas podem apresentar sintomas de fome, náuseas ou até mesmo mal-estar;
- o nível de açúcar no sangue estiver acima de 270 mg/dL por mais de duas ou três horas;
- seu filho estiver com alguma outra doença como resfriado ou diarreia; neste caso o organismo poderá precisar de mais insulina do que o normal e com isso o nível de glicose no sangue poderá ficar mais elevado do que o normal;
- seu filho estiver vomitando, um dos sintomas de alto nível de cetonas; o vômito, principalmente quando não é acompanhado de diarreia, é geralmente causado pela falta de insulina, resultando em níveis de glicose elevados que precisam de tratamento.

Em todas estas situações o nível de glicose no sangue poderá estar acima do normal. Verificar as cetonas na urina pode ajudá-lo a detectar se o nível está se tornando perigosamente elevado.

O que significam os resultados?

Muitas pessoas ficam confusas ao ver os resultados do teste de urina. Quanto maior for a quantidade de sinais de +, maior será o nível de glicose ou cetona no sangue.

Glicose e cetonas na urina

- Sem glicose ou cetonas (glicose 0, cetonas 0) – resultados normais, é possível, porém, que o açúcar do sangue esteja um pouco baixo.
- Presença de glicose sem cetonas (glicose +, ++ ou +++ e cetonas 0) – provavelmente o nível de açúcar no sangue está elevado com muita glicose ou pouca insulina. O organismo ainda não entrou em estado de privação, portanto os níveis não estão perigosamente elevados, mas podem se tornar elevados.
- Glicose e cetonas (glicose +, ++ ou +++ e cetonas +, ++ ou +++) – não há insulina suficiente, os níveis de glicose podem estar se tornando perigosamente elevados e necessitam de tratamento urgente com insulina para impedir a produção de cetonas.
- Cetonas, porém sem glicose (glicose 0, cetonas +, ++ ou +++) – o organismo pode estar produzindo cetonas de privação por não ter alimentos suficientes.

Se você fizer o teste da urina pela manhã, assim que acordar, não será possível determinar se alguma glicose ou cetona foi eliminada. Se a sua criança tem cetonas, mas não tem glicose na urina, talvez ela precise comer mais antes de ir dormir. Se a sua criança acordar com glicose e cetonas e estiver se sentindo mal, é provável que esteja produzindo cetonas e necessite de tratamento à base de insulina.

O resultado está correto?

O teste pode não funcionar se a fita estiver fora do prazo de validade ou se a tampa do recipiente esteve aberta por tanto tempo que as fitas reagiram com algo da atmosfera. Sempre verifique para que as fitas estejam dentro do prazo de validade. Alguns medicamentos como as aspirinas podem alterar os resultados dos testes (e não devem ser dados às crianças).

Cetonas no sangue

Alguns equipamentos que testam o sangue apresentam resultados para cetonas. Estes são mais precisos do que os testes de cetonas na urina. Quando a insulina é aplicada o organismo para de produzir as cetonas. Isto pode ser rapidamente constatado através do exame de sangue para cetonas. Contudo, as cetonas ainda podem ser encontradas na urina durante um período após o organismo ter parado de fabricá-las, e por isso o teste é menos preciso. São utilizadas as mesmas regras aplicadas para a glicose e cetonas na urina.

Glicose e cetonas no sangue

- Elevado nível de glicose no sangue e elevado nível de cetonas no sangue – são cetonas do diabetes e você precisa de mais insulina.
- Elevado nível de cetonas no sangue e baixo nível de glicose no sangue – são cetonas do estado de privação e você precisa ingerir mais alimentos.

O teste de sangue HbA1c

O teste de sangue acima realizado através da picada no dedo mostra o nível da glicose no seu sangue no momento do teste, e o teste da urina mostra o nível da glicose nas últimas horas. O teste HbA1c mostra a média do controle da glicose no sangue nos últimos dois ou três meses. HbA1c significa hemoglobina glicosilada.

As células vermelhas do sangue contêm hemoglobina que transporta o oxigênio dos pulmões para as demais células do corpo e a seguir transporta o dióxido de carbono produzido por estas células de volta ao pulmão, para ser eliminado através da expiração. As células vermelhas do sangue são produzidas na medula óssea e vivem em média 120 dias antes de serem destruídas pelo baço. A glicose pode se ligar à hemoglobina nas células vermelhas do sangue. O volume de glicose que se liga à hemoglobina depende do volume de glicose no sangue.

O teste HbA1c ou hemoglobina glicosilada mede a quantidade de hemoglobina nas células vermelhas que possuem ligação com glicose. Este resultado é apresentado em porcentagem; por exemplo: se o resultado for 10% significa que 10% da hemoglobina têm ligação com glicose e que os 90% restantes da hemoglobina não têm.

Como as células vermelhas vivem aproximadamente 120 dias, o teste HbA1c reflete a média do controle da glicose no sangue nos últimos dois ou três meses. É importante ressaltar que o teste apresenta a *média* do controle da glicose no sangue. Isto significa que o seu teste HbA1c pode apresentar o mesmo resultado se a glicose do seu sangue estiver em nível constante, ou se você obteve muitos resultados altos e baixos, já que em média estão no mesmo nível. Por este motivo você não deve confiar apenas no teste da hemoglobina glicosilada a cada três meses, mas deve também monitorar a sua glicose no sangue diariamente. O teste não inclui a média de resultados da semana anterior ao teste, pois nesse período as ligações entre a hemoglobina e a glicose ainda não estavam estáveis.

Teste de frutosamina

O teste de frutosamina é semelhante ao teste HbA1c, no sentido de avaliar a glicose média no sangue durante um determinado período, sendo que neste caso o período avaliado é de duas ou três semanas. Neste caso o teste de sangue também é utilizado para avaliar a glicose que se ligou às proteínas do sangue. Assim como no teste HbA1c, se os níveis da glicose no sangue estiverem altos, teremos mais ligações às proteínas, e com isso o teste de frutosamina apresentará um valor mais elevado.

Este teste é utilizado quando o teste HbA1c não for confiável, como no caso de um paciente com anemia ou quando os níveis de glicose no sangue estiverem mudando rapidamente, como acontece no início de um novo tratamento. Este teste não é utilizado de forma rotineira para monitorar os níveis de glicose ao longo do tempo, já que representa uma média das duas ou três semanas anteriores ao teste e não os dois ou três meses, que podem ser obtidos através do teste HbA1c.

Consultas de rotina

A princípio, logo após o diagnóstico, você fará visitas ao seu médico e à equipe de controle do diabetes regularmente. Quando tudo isso se acalmar, as consultas deverão acontecer a cada três meses. É durante esta consulta que será realizado o teste HbA1c e você terá a oportunidade de falar e fazer perguntas sobre o seu diabetes ou a do seu filho, bem como o seu controle. Em cada consulta seu filho será pesado e medido para garantir o seu crescimento adequado. Uma vez por ano, testes mais detalhados poderão ser realizados para verificar os níveis de gordura, ou outros hormônios existentes no sangue. Seu filho também fará exames de vista regularmente (veja o capítulo 8, "Complicações a longo prazo").

As consultas são oportunidades para você trabalhar com a sua equipe visando garantir que está recebendo o melhor tratamento possível para o seu diabetes.

Perguntas frequentes

- *Como é feito o teste?* O teste HbA1c é um teste no sangue. Não é um teste realizado através de uma picada no dedo; é necessário retirar uma amostra de sangue da veia, geralmente na parte interna do braço na altura do cotovelo ou na lateral da mão. Os exames de sangue podem ser difíceis, principalmente para as crianças mais novas. Podem ser utilizados anestésicos locais ou *spray* para tirar a sensibilidade da pele tornando o exame menos doloroso.
  Os exames de sangue podem ser estressantes para uma criança e também para você que assiste ao seu filho ser obrigado a fazer algo que não gosta! As crianças muito pequenas precisam ser mantidas seguras durante o exame de sangue para não se debaterem, permitindo que o teste seja realizado o mais rápido possível. Algumas crianças não gostam de ser mantidas imobilizadas e começam a chorar por estarem presas e não por causa do teste!

- *Com que frequência é preciso fazer o teste?* O teste HbA1c deverá ser realizado a cada três meses.
- *Quais devem ser os resultados do HbA1c?* O percentual do HbA1c deve ser menos do que aproximadamente 7 por cento. Os limites exatos dos valores dependem das escalas utilizadas pelo seu hospital local, que pode variar ligeiramente de um país para o outro. As pesquisas mostram que os valores abaixo de 8 por cento reduzem o risco de complicações do diabetes a longo prazo. Durante a puberdade, você perceberá que o seu HbA1c se eleva em aproximadamente 1 por cento. Esta elevação pode acontecer mesmo que o diabetes seja muito bem controlado. Durante a puberdade o corpo elimina mais hormônios do crescimento por ser um período de crescimento. Conforme mencionado no capítulo 1, sobre o controle da glicose no sangue, o papel do hormônio do crescimento é elevar a glicose do sangue.
- *O que acontece se o nível estiver acima de 7-8 por cento?* Isto significa que a glicose do sangue esteve em média acima do recomendado nos três meses que antecederam e com isso há o aumento do risco de complicações a longo prazo. Neste caso, a sua equipe de controle do diabetes deverá recomendar as mudanças necessárias no seu estilo de vida ou tratamento.
- *E se o nível estiver abaixo de 6?* Isto significa que a glicose do sangue nos três meses que antecederam esteve em média mais baixa do que os valores recomendados. Neste caso, pode se desenvolver a hipoglicemia (veja o capítulo 7). É importante evitar a hipoglicemia – para compensar talvez seja necessário aceitar níveis de glicose no sangue ligeiramente mais elevados para prevenir a hipoglicemia. Também neste caso você deverá ouvir as recomendações da sua equipe.

4

Injeções de insulina

Para que a insulina faça efeito é preciso estar na corrente sanguínea. Atualmente a única forma disponível para medicar a insulina é através das injeções. A ideia de ter que aplicar uma injeção pode ser assustadora, mas isto em breve fará parte da sua rotina diária. Talvez o mais importante seja tentar não ficar com medo, pois o seu filho perceberá se isto acontecer. Seja o mais casual possível. Você não está tentando machucá-lo, mas sim ajudá-lo aplicando a insulina da qual precisa. A sua equipe de controle do diabetes poderá ajudá-lo a aprender a aplicar injeções.

É normal que as crianças sejam apreensivas ou tenham medo das injeções. Tente deixá-los aplicar as injeções nos bichinhos de pelúcia ou nas bonecas; se você tiver coragem, aplique uma em você mesmo (*não aplique insulina em você*, use uma solução estéril). As crianças podem começar a aplicar a sua própria insulina e a monitorar o seu sangue desde bem jovens. Você pode começar permitindo que seu filho junte os equipamentos, retire a insulina da geladeira ou permitir que segure a seringa ou a caneta lancetadora com você. Aos oito ou nove anos, a maioria das crianças pode aplicar a sua própria insulina.

Onde devem ser aplicadas as injeções de insulina?

Esta pergunta deve ser dividida em três partes: qual a parte do corpo a ser escolhida, o quanto a injeção deve penetrar e onde será menos dolorosa? A insulina é injetada na pele (subcutâneo) e não diretamente na veia. Depois de injetada a insulina se espalha pela corrente sanguínea.

Em que parte do corpo a insulina deve ser aplicada?

Há três áreas principais: na barriga ou abdome, na coxa ou nas nádegas. Para efeito das injeções: a barriga é a região ao redor do umbigo; a coxa é a parte da perna entre o joelho e a virilha; e as nádegas são as partes externas e superiores das nádegas (se você imaginar que cada nádega possui um marcador como um relógio estampado, a área correta fica entre as 12 e as 3 horas na nádega direita, e entre 9 e 12 horas na nádega esquerda).

A insulina injetada nestas áreas é absorvida em velocidades diferentes pela corrente sanguínea. A insulina injetada na barriga é absorvida mais rapidamente e por isso age mais rápido do que a insulina aplicada nas coxas. Portanto a insulina de ação rápida deverá ser injetada na barriga enquanto que a insulina de ação mais demorada ou intermediária poderá ser injetada nas coxas ou nas nádegas. As crianças muito pequenas podem não ter muita área na barriga, portanto as nádegas deverão ser utilizadas para a insulina de ação rápida.

Sempre utilize a mesma área para o mesmo tipo de insulina para que você possa ter uma resposta previsível dos açúcares do sangue. Você deverá mudar ligeiramente a posição dentro de cada área diariamente para evitar os efeitos colaterais como os nódulos de gordura sob a pele (veja os efeitos colaterais na página 40). Massagear a área após a aplicação da injeção aumenta o fluxo sanguíneo fazendo com que a insulina seja absorvida mais rapidamente.

Lembre-se:
- insulina de ação rápida – injetar na barriga;
- insulina de ação intermediária ou lenta – injetar nas coxas.

Quão profundo deve ser aplicada a injeção?

A pele tem muitas camadas. A camada de gordura imediatamente abaixo da pele é chamada de região subcutânea. Abaixo da camada subcutânea estão os músculos. Você deverá injetar na camada subcutânea e não na camada muscular. O motivo é por que a insulina é absorvida mais rapidamente nos músculos do que da região subcutânea. Apesar de significar uma ação mais rápida, também significa que os efeitos da insulina não durarão muito tempo. As doses e os tipos de insulina utilizados foram desenvolvidos para permitir uma absorção mais lenta a partir da camada subcutânea.

Para injetar na camada subcutânea você deverá segurar um pouco da pele entre os dois dedos, e levantá-la afastando dos músculos, e a seguir inserir a agulha neste pedacinho de pele no ângulo de aproximadamente 45 graus (veja a figura 4). Este método pode ser utilizado com qualquer agulha.

Como aplicar a injeção causando o mínimo de dor?

Primeiramente olhe para a ponta da agulha (chamada bevel). Não é apenas uma ponta, mas tem uma extremidade bastante afiada com uma borda mais achatada (veja a figura 4). Você deve inserir a extremidade afiada já que isto se torna menos doloroso do que a borda achatada. Gire a agulha de forma que a extremidade afiada seja a primeira a entrar na pele. Inserir a agulha rapidamente em um único movimento dói menos do que empurrá-la lentamente na pele.

Algumas áreas da pele são mais sensíveis ao toque e à dor do que outras. Isto acontece devido à distribuição dos nervos; por exemplo, a pele da mão é mais sensível do que a do braço ou a das costas já que precisamos ter mais sensibilidade nas mãos para podermos utilizá-las de forma adequada. Mesmo dentro de uma determinada área do corpo é possível encontrarmos uma região mais sensível do que a outra. Podemos tentar fazer um teste para verificar as áreas com maior sensibilidade tocando com a agulha nas coxas ou na barriga; as regiões com menor sensibilidade serão menos dolorosas e podem ser utilizadas para as injeções. Lembre-se de que é preciso aplicar a injeção em locais ligeiramente diferentes a cada dia para prevenir os efeitos colaterais na pele.

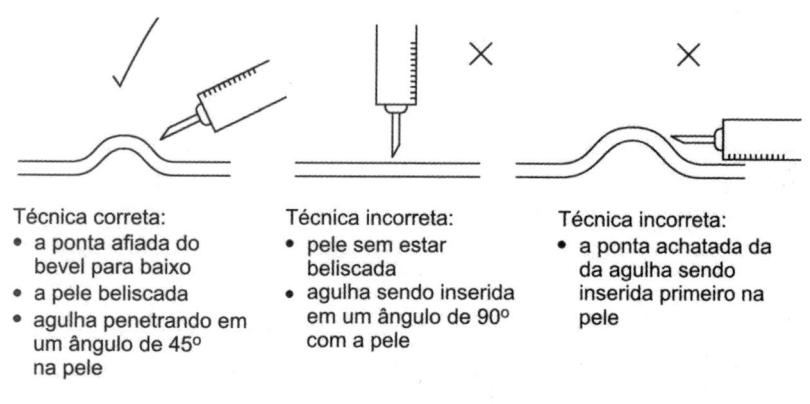

Técnica correta:
- a ponta afiada do bevel para baixo
- a pele beliscada
- agulha penetrando em um ângulo de 45° na pele

Técnica incorreta:
- pele sem estar beliscada
- agulha sendo inserida em um ângulo de 90° com a pele

Técnica incorreta:
- a ponta achatada da da agulha sendo inserida primeiro na pele

Figura 4 Técnica para aplicação de injeção

Diferentes métodos de injeção

Dependendo do tipo da insulina utilizada precisaremos de seringas, ou canetas injetoras, uma variedade de tipos de insulina e um local apropriado para descartar as agulhas. Tudo que você precisar estará especificado na sua prescrição médica.

Agulhas e seringas

O método tradicional para aplicar uma injeção é inserir a solução na seringa e a seguir encaixar a agulha. A agulha deve ser inserida na pele e a seguir o êmbolo da seringa deve ser pressionado para injetar a solução. As agulhas e seringas ainda são utilizadas para a aplicação da insulina. Podemos utilizar seringas especiais que já vêm marcadas com unidades específicas para insulina possibilitando a medida correta do volume a ser injetado. Sempre lave bem as mãos antes de preparar ou aplicar qualquer injeção.

Qualquer tipo de insulina de longa ação ou intermediária precisa ser misturada antes de ser injetada para não formar cristais na insulina. Não sacuda o vidro, pois isto causará bolhas de ar que são difíceis de serem eliminadas dentro da seringa. Misture a insulina rolando o vidro com as mãos sobre uma superfície por aproximadamente 20 vezes. Pode ocorrer formação de cristais na solução bloqueando a passagem da agulha, portanto tente não injetar muito lentamente para evitar que isto ocorra.

A dose de insulina é descrita em unidades (U) ou unidades internacionais (IU). Quanto mais unidades de insulina forem aplicadas, maior será a dose. A insulina é geralmente diluída na proporção de 100 unidades por mililitro de líquido; isto é chamado de concentração da insulina. É importante sempre verificar a concentração da insulina no frasco. O volume de líquido inserido na seringa dirá quantas unidades serão aplicadas.

Para inserir a insulina na seringa, siga os passos a seguir:

- Verifique que a insulina não tenha ultrapassado o prazo de validade.
- Encaixe a agulha na seringa e puxe o êmbolo para que o ar entre na seringa, até o volume de insulina necessário.
- Mantenha a agulha na seringa inserindo na parte superior do frasco de insulina e a seguir injete o ar de dentro da seringa para dentro do frasco.
- Vire o frasco para baixo e puxe o êmbolo da seringa para inserir a quantidade de insulina necessária.

Se for necessário injetar uma mistura de insulina de curta ação com longa ação será necessário inseri-las na mesma seringa utilizando duas agulhas diferentes.

- Injete a quantidade relevante de ar no frasco de insulina de longa ação retirando a seguir a seringa vazia, porém deixando a agulha no frasco.
- Utilizando uma segunda agulha injete o ar no frasco da insulina de curta ação inserindo a quantidade de insulina necessária na seringa.

36 Injeções de insulina

- Retire a seringa (com uma quantidade de insulina), e a agulha do frasco de insulina de curta ação descartando a agulha.
- Encaixe a seringa na agulha que permaneceu no frasco de longa ação. Não será necessário injetar novamente ar no frasco.
- Insira o volume de insulina de longa ação necessária na seringa.
- Os dois tipos de insulina podem ser misturados na seringa rolando a seringa entre as suas mãos.
- Sempre insira primeiro a insulina de curta ação, pois é mais seguro em caso de erros.

Para a aplicação:

- Encaixe uma agulha nova e limpa na seringa.
- Segure a seringa com a nova agulha para cima e bata levemente algumas vezes com o dedo na seringa para expulsar qualquer bolha de ar.
- O risco de infecção cutânea é muito pequeno e por isso muitas pessoas não utilizam álcool para desinfetar a pele antes da injeção já que isto aumenta a sensação da picada.
- A seguir, conforme descrito anteriormente, belisque um pouco de pele da barriga ou da coxa dependendo do tipo de insulina utilizada, e insira a agulha com a parte mais afiada em um ângulo de 45 graus (veja a figura 4), e empurre o êmbolo para injetar a insulina.
- Remova e descarte a agulha e a seringa com segurança.

Injeções com a caneta injetora

As canetas injetoras já vêm carregadas previamente com insulina suficiente para diversas doses. Há diversos tipos de canetas injetoras, porém todas possuem um cartucho repleto com aproximadamente 300 unidades de determinado tipo de insulina e uma agulha para a aplicação. É possível ajustar a dose da insulina girando o seletor ou pressionando um botão. As canetas são muito precisas, apresentando maior precisão até mesmo do que as seringas. Infelizmente estas canetas não estão disponíveis para todos os tipos de insulina. As canetas injetoras podem ser encontradas do tipo descartável, e reutilizável (sendo necessária a troca da agulha). Se for necessário utilizar diversas canetas para tipos diferentes de insulina, é preciso garantir que elas possam ser identificadas facilmente para que não haja confusão e a caneta errada não seja utilizada acidentalmente.

- Verifique se a caneta (bem como a insulina contida nela) não passou do prazo de validade.
- Se a caneta contém insulina de longa ação ou intermediária, role a caneta entre as suas mãos aproximadamente vinte vezes para misturar a insulina.
- Estabeleça a dose para 1 ou 2 unidades, segure a caneta com a agulha para cima e longe do corpo, e ejete a insulina no ar pressionando o botão. Este é um teste de dose para garantir que a agulha esteja cheia de insulina e não de ar e que a insulina esteja fluindo corretamente.
- A seguir estabeleça a dose necessária, conforme descrito acima belisque a pele entre os dois dedos, insira a agulha na pele em um ângulo de 45 graus e pressione o botão para liberar a dose correta de insulina.

Mantenha a agulha na pele de 10 a 15 segundos para garantir que toda a insulina tenha sido aplicada, evitando que uma gota vaze pela agulha após ter sido retirada da pele (podendo chegar a uma ou duas unidades). Isto não acontece utilizando seringas já que todo o conteúdo é utilizado, enquanto que no caso da caneta injetora ainda há insulina para a próxima vez.

A não ser que você esteja usando uma caneta injetora de dose única, haverá insulina na caneta para outra dose. É preciso trocar a agulha para evitar infecções. A agulha perde o fio quando utilizada muitas vezes tornando a aplicação muito mais dolorosa. Após cada injeção, troque a agulha e antes de cada injeção faça o teste espirrando para cima para preencher a agulha com insulina e garantir que não há entupimento.

Injetores automáticos

Um injetor automático é um equipamento que pode ser pressionado contra a pele; ao apertar o botão a agulha sai automaticamente, entra na pele e introduz uma dose de insulina. Algumas pessoas acham este método mais fácil do que ter que inserir a agulha. Outro tipo de injetor automático utiliza o jato: um jato fino de insulina é inserido sob alta pressão na pele. Este equipamento não utiliza agulhas, o que facilita quando o paciente tem medo de agulhas, mas não altera o nível da dor.

Cateteres *indwelling*

O cateter *indwelling* é um tubo muito pequeno inserido sob a pele, geralmente da barriga, onde permanece por alguns dias. Um dos lados do tubo fica para fora do corpo e o outro lado sob a pele. A insulina pode ser injetada no tubo evitando ter que aplicar uma injeção a cada vez. A ponta que fica para fora do corpo é coberta evitando a entrada de bactérias no corpo através do tubo. O cateter pode permanecer por até cinco dias antes de ser trocado. Nem todos os tipos de insulina podem ser aplicados através do cateter, que pode ser utilizado para a insulina de curta ação e para algumas insulinas de longa ação.

Ao invés de aplicar uma injeção a cada vez, a insulina pode ser inserida ou a caneta pode ser utilizada conforme descrito acima, o plástico que cobre a ponta do cateter deve ser limpo e a insulina injetada no tubo através de uma agulha. Este processo não é doloroso já que não envolve uma injeção na pele. Quando este método é utilizado, é necessário aprender a inserir novos cateteres *indwelling*. A inserção do cateter *indwelling* pode ser mais dolorosa do que a aplicação de uma injeção simples de insulina, por isso um anestésico local deve ser utilizado. A pele deverá estar limpa para reduzir o risco de infecções.

Os cateteres *indwelling* podem ser úteis em crianças pequenas ou nos estágios iniciais após o diagnóstico para ajudá-las a se acostumar ao tratamento sem as injeções normais (e dolorosas). Contudo, é possível que os cateteres *indwelling* apresentem alguns problemas como a coceira causada pelo plástico ao redor do cateter e cicatrizes pela permanência de inúmeros cateteres na pele ao longo do tempo. Há também o aumento do risco de infecção na pele ao redor do local onde o cateter está inserido, mantendo uma conexão contínua entre o mundo externo (com todas as bactérias e vírus) e o interior do corpo. As crianças mais velhas podem não querer estar diferente dos seus colegas e podem não gostar de ter um cateter que pode ser visto pelo lado de fora do corpo.

Bombas de insulina

A bomba de insulina é um dispositivo que permanece ligado ao corpo continuamente através de uma pequena agulha inserindo doses contínuas de insulina. Isto também é chamado de infusão de insulina subcutânea contínua. O processo consiste de uma pequena agulha inserida sob a pele, ligada à bomba através de um fino tubo plástico. A bomba também é pequena e contém insulina suficiente para no mínimo 24 horas antes de precisar ser reabastecida. A maioria das bombas libera uma taxa basal e pode continuar a liberar bolus extras antes das refeições quando forem necessários. A bomba de insulina libera insulina no corpo imitando quase com precisão a secreção natural de insulina do pâncreas. Por este motivo quando o equipamento é utilizado corretamente apresenta o melhor controle da glicose no sangue.

A agulha é inserida no abdome (ou com menos frequência, nas nádegas) e a pequena bomba é carregada presa ao corpo através de uma faixa, ou cinto, ou dentro de uma bolsa. Após alguns dias a agulha e o conjunto da infusão precisam ser trocados, e o local da inserção deve ser alternado. A bomba geralmente é usada 24 horas por dia, mesmo à noite. A bomba propriamente dita pode ser removida para a prática de esportes ou para tomar banho de chuveiro ou para nadar (apesar de algumas bombas já serem a prova d'água), mas a agulha e o tubo permanecem no local. As bombas não podem ficar desconectadas por mais de uma hora. Ainda assim é preciso carregar insulina extra, em canetas injetoras ou em seringas com agulhas para o caso da bomba parar de funcionar.

As bombas são mais caras do que o tratamento com as canetas injetoras ou as seringas com agulhas. Atualmente as bombas de insulina se tornaram uma opção para o tratamento dos pacientes com diabetes do tipo 1 quando os diversos regimes de injeção não conseguiram controlar os níveis da glicose no sangue sem os sérios e constantes episódios de hipoglicemia e quando o paciente tem condições e está disposto a usar a bomba de forma adequada e bem-sucedida. Se você não se enquadrar nestes critérios, mas acreditar que uma bomba de insulina pode ser a melhor forma de tratamento para melhorar a sua qualidade de vida, é possível adquirir uma bomba no mercado.

As vantagens da utilização da bomba são relacionadas ao bom nível de controle do diabetes apresentado, evitando a hipoglicemia ou a hiperglicemia. A bomba também apresenta maior flexibilidade no que diz respeito às refeições e aos exercícios. Dentre as desvantagens da utilização da bomba encontramos o fato de somente aceitar a insulina de curta ação. Isto significa que não será possível ter um estoque de insulina no corpo, e se o fornecimento da bomba for interrompido por qualquer motivo, é possível desenvolver rapidamente uma deficiência de insulina, hiperglicemia e cetoacidose. Portanto o tempo máximo de desconexão da bomba é de até uma hora se fazendo necessário um monitoramento regular da glicose do sangue durante o dia. A bomba é presa ao corpo e nem sempre pode ser escondida, por exemplo, durante a troca. Você poderá perceber que o seu filho não quer estar diferente dos seus colegas e por isso acha a bomba muito difícil.

Por último a bomba age como um lembrete contínuo de que você tem diabetes e que precisa de tratamento. No caso de algumas pessoas isto pode ser uma vantagem porque se lembrarão que precisam comer de forma correta e de se cuidar; no caso de outras este lembrete contínuo é uma desvantagem.

O descarte das agulhas

As agulhas das seringas usadas ou das canetas precisam ser descartadas de forma segura. Não devemos jogar as agulhas em uma sacola, pois suas pontas são afiadas e podem furar a sacola ferindo alguém. Você receberá uma "caixa para descartar objetos cortantes", especial para agulhas e seringas usadas que podem assim ser descartadas de forma segura.

Como armazenar a insulina?

A insulina pode ser armazenada em uma temperatura ambiente em uma região com temperatura amena (cerca de 20 graus Celsius). A insulina que não for utilizada após um mês armazenada em temperatura ambiente deve ser descartada, pois começa a perder a sua eficácia. A insulina não deve ser exposta ao calor extremo ou ao frio, pois começa a perder a sua validade quando armazenada em temperaturas abaixo de 2 graus e acima de 25 graus Celsius. A insulina pode ser armazenada à luz normal do dia, porém não diretamente exposta ao sol, portanto coloque-a em um lugar à sombra no carro ou embrulhe em algo úmido.

A insulina não utilizada deve ser mantida na geladeira, mas o frasco ou caneta em uso pode ser deixado fora da geladeira se você preferir, já que será utilizado em breve. Não coloque a insulina na geladeira muito perto do congelador, pois a sua temperatura deve ficar acima de 2 graus Celsius. Descarte qualquer insulina que tenha ficado fora da geladeira por mais de um mês ou que estiver fora da data de validade.

Quais são os efeitos colaterais importantes da injeção de insulina?

Em todas as áreas da medicina, os benefícios potenciais de qualquer tratamento devem ser avaliados e comparados aos efeitos colaterais potenciais. No diabetes os efeitos colaterais potenciais são avaliados em comparação à ausência de tratamento, que resultaria em níveis elevados de glicose no sangue, aumentando o risco de complicações a longo prazo que oferecem risco de morte.

Os efeitos colaterais do tratamento com a insulina podem ser divididos em: relacionados com a própria injeção; e relacionados com a insulina.

Efeitos colaterais da injeção na pele

- *Dor* – veja, na página 33, como minimizar a dor das injeções.
- *Hematomas* – os hematomas são causados por pequenos sangramentos sob a pele e desaparecem à medida que o corpo absorve o sangue. Quando injetamos a insulina a agulha pode atravessar um minúsculo vaso sanguíneo ocorrendo o sangramento que causa o hematoma. Estes vasos sanguíneos são geralmente muito pequenos e o organismo limita o sangramento automaticamente. Os hematomas devem desaparecer em alguns dias.

Efeitos colaterais relacionados com a insulina

- *Hipoglicemia* – se muita insulina for injetada pode causar um quadro de hipoglicemia. Os baixos níveis de glicose no sangue provocam mal-estar e podem ser perigosos se atingirem níveis muito baixos. Veja o capítulo 7, "Emergências do Diabetes".

- *Irritação na pele* – a pele pode ficar vermelha e irritada após uma injeção. É possível ter uma reação ou alergia ao metal da agulha, ao conservante utilizado na insulina, ou à própria insulina. Alguns testes podem ser realizados para confirmar se você tem alergia. Os sintomas tendem a melhorar com o passar do tempo à medida que o organismo se acostuma às injeções. Se a reação for grave, seu médico poderá receitar comprimidos anti-histamínicos.

- *Nódulos e inchaços na pele* – a insulina incentiva o crescimento dos tecidos adiposos. As injeções regulares de insulina podem causar nódulos adiposos sob a pele, chamados de lipo-hipertrofia. Estes nódulos podem ser evitados se alternarmos regularmente o local das injeções. Aplicar a injeção sobre os nódulos pode ser menos doloroso, mas a insulina é absorvida de forma mais lenta e isto pode afetar os níveis de glicose no seu sangue. Algumas vezes ocorre o contrário, chamado de lipoatrofia, surgindo uma área como uma cratera sob a pele. Não se sabe ainda ao certo como isto ocorre.

- *Anticorpos anti-insulina* – os anticorpos fazem parte do sistema de defesa do corpo contra as infecções. São produzidos sempre que o organismo encontra uma substância que não reconhece como sua, por exemplo, se encontrar o vírus do resfriado. A insulina pode ser identificada como "estranha" formando anticorpos anti-insulina que impedem o seu funcionamento. Os anticorpos causavam mais problemas quando a insulina utilizada para tratar o diabetes era retirada das vacas ou dos porcos. Atualmente a insulina utilizada é humana (insulina com a mesma estrutura química da encontrada nos seres humanos) e com isso tornaram-se muito raros os problemas causados com anticorpos anti-insulina.

5
O tratamento do diabetes

Diabetes tipo 1

No diabetes do tipo 1, o pâncreas não produz a insulina. As pessoas que não têm diabetes possuem constantemente secreção de uma pequena quantidade de insulina, durante todo o dia e toda a noite: a insulina "basal". Quando comemos carnes ou um lanche, os níveis de glicose dentro do sangue se elevam causando a produção de mais insulina para lidar com a elevação, ao que chamamos de insulina "bolus". Quando os níveis de glicose no sangue baixam, a secreção de insulina retorna ao nível basal baixo.

A meta do tratamento é substituir a produção natural de insulina do organismo pelas injeções de insulina. Há diversos métodos diferentes utilizando vários tipos de insulina. O objetivo é imitar ao máximo a produção natural de insulina. O organismo normalmente funciona muito bem mantendo a glicose do sangue dentro dos limites. Um bom método de tratamento visa fazer o mesmo, mas sem colocar o paciente em risco elevado de um ataque de hipoglicemia.

Tipos de insulina

Geralmente utilizamos a insulina humana no tratamento do diabetes – não é uma insulina produzida e doada por outra pessoa, mas uma insulina sintética, produzida em laboratório, que possui exatamente a mesma estrutura química da insulina natural produzida no corpo humano. Isto significa que o corpo estará mais inclinado a reconhecer a insulina e menos propenso a rejeitá-la como "estranha" criando anticorpos para combatê-la.

A insulina sintética é classificada em diversos tipos, dependendo da sua velocidade de ação. A insulina produzida naturalmente pelo pâncreas não é classificada em insulina de curta ou longa ação – o corpo regula a velocidade e a duração da resposta à insulina pela quantidade que lança no organismo. Contudo, para reproduzir este efeito no diabetes, seriam necessárias inúmeras injeções durante todo o dia, portanto utilizamos insulinas com diferentes velocidades de ação e duração.

44 O tratamento do diabetes

- *Insulina de curta ação ou solúvel* – por exemplo, a insulina regular (R) – é uma insulina sem nenhuma adição para tornar o seu efeito mais duradouro. É a mesma insulina produzida pelo pâncreas. Sua função é imitar as secreções de insulina do organismo. É aplicada antes das refeições, pois leva entre 20 e 30 minutos para começar a fazer efeito. Seus efeitos duram até cinco horas. Esta insulina é uma solução clara (se estiver turva não deverá ser usada).
- *Insulina de ação rápida* – por exemplo, a insulina NovoRapid. Esta insulina atua mais rapidamente do que a insulina normal de curta ação, por já ter sido quebrada em partes ativas. Seu efeito é quase que imediato e geralmente leva apenas cerca de dez minutos. Dura aproximadamente uma hora. Também pode ser utilizada entre as refeições para agir nos níveis elevados de glicose no sangue.
- *Insulina de longa ação* – por exemplo, a insulina glargina. Alguns aditivos foram adicionados a esta insulina fazendo com que ela seja liberada lentamente e os efeitos sejam longos, porém não intensos. Os aditivos deixam a insulina turva e precisam ser misturados rolando o frasco entre as mãos antes da aplicação. Se a insulina estiver com nódulos não deve ser utilizada. Dependendo do tipo de insulina de longa duração, sua duração poderá chegar a 24 horas, mantendo o efeito lento e estável.
- *Insulina de ação intermediária* – por exemplo, a insulina NPH – possui aditivos que retardam o seu efeito, mas não tanto quanto a insulina de longa ação. Suas propriedades ficam entre as da insulina de curta ação e as de longa ação. Pode ser utilizada para imitar a secreção basal de insulina, porém pode ser necessário aplicar duas injeções por dia. A insulina de ação intermediária também é turva e necessita ser misturada antes do uso. Se houver nódulos no líquido, descarte o frasco.
- *Insulina intravenosa* – insulina de curta ação é injetada diretamente na veia e na corrente sanguínea, ao invés de aplicação subcutânea, e com isso seu efeito é muito rápido. Seu tempo de duração também é muito curto, variando de três a quatro minutos, exigindo com isso uma infusão contínua de insulina na veia; neste caso é utilizado o processo de gotejamento da insulina. A insulina intravenosa não é utilizada no tratamento domiciliar. É geralmente utilizada em tratamentos da cetoacidose diabética no hospital, ou durante uma cirurgia, com a necessidade de um controle preciso da glicose no sangue.

O tempo de ação dos diversos tipos de insulina pode ser visto no gráfico da figura 5.

O tratamento do diabetes 45

——— Insulina de rápida ação
- - - - Insulina de curta ação
.... Insulina de ação intermediária
-·-·-· Insulina de longa ação

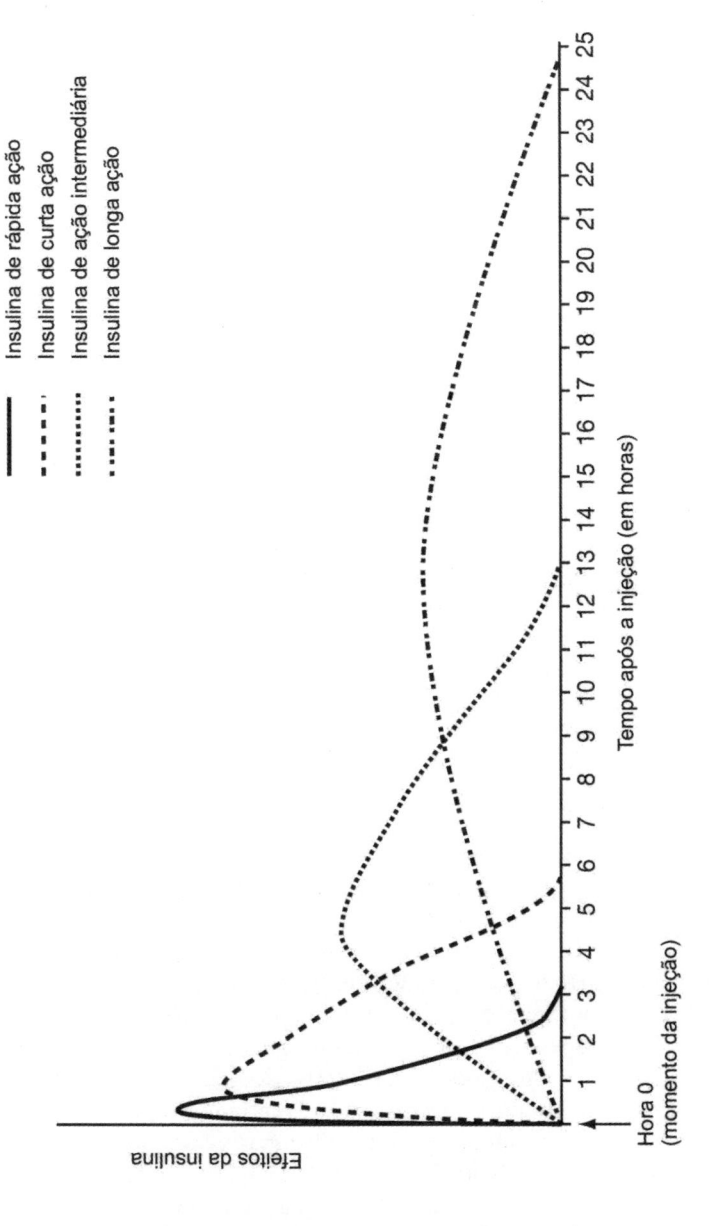

Figura 5 O tempo de ação dos diversos tipos de insulina

Uma combinação das insulinas de curta e longa ação é geralmente utilizada para tentar copiar a secreção natural de insulina do pâncreas, refletindo o máximo possível a secreção basal e de picos. Com exceção da insulina de rápida ação, quanto maior for a dose de insulina utilizada, mais forte e duradouro serão os seus efeitos.

Diferentes regimes de insulina

Os diversos regimes de insulina descritos abaixo utilizam misturas diferentes de insulina de curta e longa ação durante o dia para manter os níveis de glicose no sangue dentro dos limites corretos.

O melhor regime para o seu filho depende da quantidade de insulina que ele necessita durante o dia, do que ele come e de suas atividades físicas, bem como de quantas injeções você está preparado para aplicar, tudo comparado à necessidade do melhor controle possível da glicose no sangue. É possível trocar os regimes de tratamento, porém isto não deve ser feito sem uma consulta à sua equipe de controle do diabetes.

Duas injeções por dia

Conhecido como o tratamento das duas doses, este é um método comum de tratamento. Duas injeções são aplicadas por dia, uma pela manhã antes do café da manhã e a outra antes do jantar. Será feito um cálculo para avaliar a quantidade de insulina a ser aplicada por dia; dois terços desta quantidade deverão ser aplicados pela manhã e um terço restante deverá ser aplicado à noite antes do jantar. Se a necessidade diária de insulina do seu filho for 24 unidades, em seu regime de duas injeções por dia ele deverá receber 16 unidades pela manhã e 8 unidades à noite. A mistura da insulina de curta ação e da insulina de ação intermediária é geralmente utilizada para durar por todo o dia.

Se a quantidade total de insulina necessária por um dia for muito grande, será necessário aplicar grandes doses, aumentando assim o risco de hipoglicemia. Para manter o equilíbrio será necessário aumentar também o número de lanches oferecidos. Se a dose de insulina aplicada à noite não for suficiente, seu filho poderá ficar hiperglicêmico durante a noite ou pela manhã. O tratamento com duas doses diárias é simples de lembrar e fácil de manter. No entanto, não é possível manter um controle preciso, já que a partir do momento da aplicação a insulina atua no corpo, independente do que o seu filho comeu ou quanta atividade física praticou durante o dia.

Três injeções por dia

Também é conhecido como o tratamento das três doses. Assim como o tratamento das duas doses, dois terços da dose total diária de insulina são aplicados pela manhã utilizando uma mistura de insulina de curta ação com a insulina de ação intermediária. No entanto, a dose a ser aplicada no jantar é dividida: antes da refeição aplica-se a insulina de curta ação para balancear os efeitos do jantar. A terceira injeção é aplicada à noite, antes de dormir. Esta terceira injeção contém insulina de ação intermediária, que atuará durante toda a noite.

Este regime é útil se o seu filho frequentemente apresentar um quadro de hiperglicemia com o regime das duas doses diárias. Nesse caso, seu filho não tinha insulina suficiente para durar por toda a noite, e aumentar a dose da segunda injeção aumentaria o risco de hipoglicemia. Conforme descrito no tratamento, ao dividir a segunda dose em duas aplicações evitamos este risco. Contudo, assim como no regime de duas doses, após a aplicação da insulina há muito pouco controle sobre o seu efeito.

Quatro ou mais injeções por dia – regime bolus/basal

A aplicação de múltiplas injeções (quatro ou mais) por dia apresenta a maior possibilidade de controle dos níveis de glicose no sangue. No entanto, o bom controle deverá ser avaliado contra a aplicação de um número maior de injeções.

Neste regime as injeções são aplicadas antes de cada refeição principal e antes de dormir. As injeções antes das refeições devem ser com a insulina de curta ação para atuar como bolus de insulina. Se o seu filho fizer um lanche noturno deverá ser aplicada outra injeção de insulina de curta ação. À noite e pela manhã a insulina de longa ação ou intermediária deverá ser aplicada, para imitar a secreção basal de insulina. Este regime é conhecido como regime "bolus/basal".

Este regime permite ajustar a quantidade de insulina antes de cada refeição, dependendo dos níveis atuais de açúcar no sangue, o que e quanto você pretende comer na refeição, e o seu nível de atividades físicas durante o dia.

Se você estiver utilizando a insulina de curta ação como injeção bolus pré-refeição, a insulina deverá ser aplicada cerca de 30 minutos antes de começar a comer para que esteja atuando quando o alimento começar a ser digerido e a glicose entrar na corrente sanguínea. Se você estiver utilizando a insulina de rápida ação como bolus pré-refeição, a aplicação poderá ser realizada imediatamente antes da refeição já que leva apenas 10 minutos para começar a atuar. Depois de aplicada a insulina de curta ação, o seu filho deverá comer no espaço de tempo entre trinta minutos e uma hora para evitar desenvolver um quadro de hipoglicemia. É mais fácil controlar o horário da sua refeição com a insulina de rápida ação por ser aplicada imediatamente antes da refeição.

As doses de insulina antes do desjejum devem ser maiores do que as doses aplicadas antes das demais refeições, devido ao efeito do aumento da secreção do hormônio do crescimento durante a noite (o hormônio do crescimento atua no aumento do nível do açúcar no sangue – o fenômeno do amanhecer). Além disso, o desjejum também contém uma proporção maior de carboidratos como os cereais, em comparação com as outras refeições.

A quantidade de insulina utilizada, a combinação de diversas insulinas, o tipo de alimento que você come e o quanto de atividades físicas você pratica, dentre outros fatores, afetam o nível da glicose no sangue. O monitoramento da glicose no sangue antes da refeição e duas horas após será útil para ajudá-lo a decidir a dose de insulina necessária ou se você deverá fazer um lanche.

Qual a quantidade de insulina a ser aplicada?

A princípio, o seu médico e a sua equipe de controle do diabetes lhe dirão qual a dose de insulina a ser aplicada em um período de 24 horas e como as doses devem ser divididas. Se o seu filho não estiver passando bem e precisar ser internado, ele poderá precisar de insulina contínua por no mínimo 24 horas, mesmo após estar se sentindo melhor. Os médicos poderão calcular o quanto de insulina foi aplicado e o quanto de insulina ainda é necessário. Muitas vezes é preciso uma quantidade maior de insulina no início de um tratamento. Nos regimes que envolvem duas ou três doses diárias, você deverá aplicar dois terços da quantidade total de insulina por dia pela manhã; nos demais regimes você aplicará uma proporção da dose total diária antes de cada refeição e à noite. O médico lhe informará o volume de insulina a ser utilizado.

A mesma quantidade de insulina poderá apresentar efeitos diferentes nas pessoas, de acordo com a sensibilidade de cada um à insulina. Geralmente as crianças pequenas são mais sensíveis à insulina; como seu peso também é menor será necessária uma dose menor de insulina se comparado às crianças maiores. Outros fatores que afetam a sensibilidade à insulina

O tratamento do diabetes   49

incluem o estresse e as doenças, os exercícios, o aumento ou perda de peso, a puberdade e os níveis recentes de glicose no sangue (veja a figura 6). Se o seu filho teve um dia com níveis elevados de glicose no sangue, ele terá se tornado ligeiramente resistente à insulina e com isso será necessário aplicar mais insulina para trazer o nível de volta aos limites normais; ao inverso os baixos níveis de glicose no sangue aumentam a sensibilidade do organismo à insulina. Não se preocupe se o seu filho precisar de mais insulina à medida que cresce: isto é comum e esperado.

Resistência à insulina

Fatores que aumentam a resistência à insulina:
- puberdade
- recentes níveis elevados de glicose no sangue
- aumento de peso
- sobrepeso
- doença física, como febre
- cirurgia
- estresse
- inatividade
- cetoacidose

Fatores que reduzem a resistência à insulina:
- recentes baixos níveis de glicose no sangue, ou seja, bom controle da glicose no sangue
- perda de peso
- após o exercício

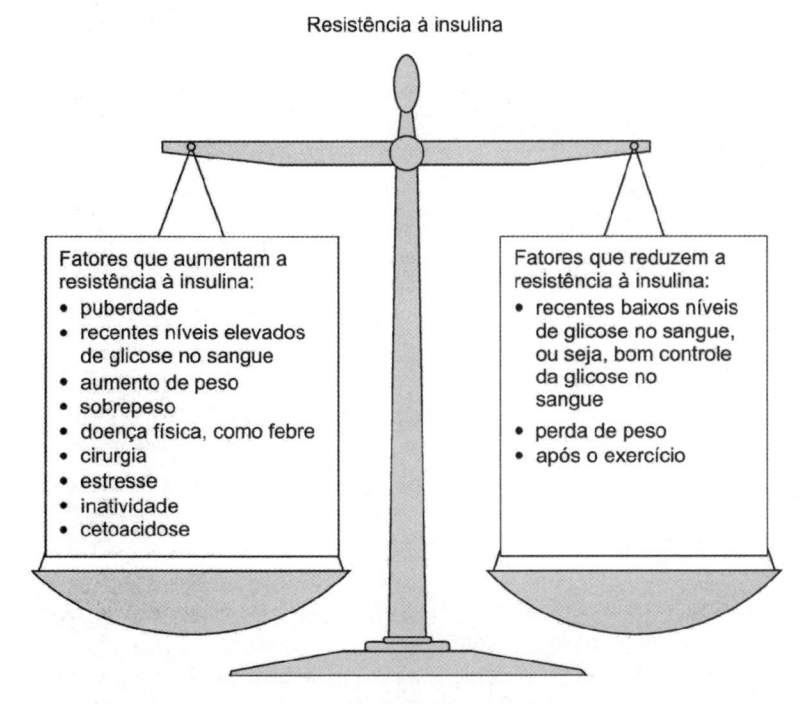

Figura 6 Fatores que afetam a resistência à insulina

A quantidade de insulina necessária em um dia muda frequentemente dependendo dos fatores acima mencionados, bem como do tipo de alimentação e do nível de atividades físicas. Não há dose de insulina "perfeita"; o que é perfeita é a dose, de acordo com as necessidades do seu filho.

Alterando a dose de insulina

Aprender a controlar a sua dose de insulina é difícil no início, mas a sua equipe de controle do diabetes terá condições de aconselhá-lo.

Se você estiver usando um regime de duas doses ou de três doses diárias e perceber que o seu filho está frequentemente desenvolvendo um quadro de hiperglicemia à tarde, talvez seja necessário aumentar a dose matinal. Por outro lado, se a hipoglicemia for um problema matinal, talvez seja necessário reduzir a dose noturna.

A explicação a seguir se refere aos regimes de injeções múltiplas ou bolus/basal. Você deverá testar a glicose do sangue antes de cada refeição (no mínimo meia hora antes das refeições para a insulina de curta ação, dez minutos antes das refeições para a insulina de rápida ação), para ajudá-lo a decidir o volume de insulina a ser aplicado. Também será necessário avaliar a quantidade de alimento que seu filho comerá em comparação com o que o seu filho fará após a refeição. Se você sabe que ele fará uma refeição rica em carboidratos como uma macarronada, ou se souber que ele está com muita fome e comerá mais do que costuma, será razoável aplicar uma dose ligeiramente maior de insulina do que é normalmente aplicada. No entanto, se você estiver servindo espaguete porque à tarde terá muitas atividades físicas como andar de bicicleta ou correr com os amigos, então o carboidrato será utilizado pela atividade e a dose de insulina não deverá ser aumentada.

Se o seu filho estiver fazendo muito exercício, mas não estiver com mais apetite, você pode reduzir a sua dose de insulina, ou oferecer um lanche para evitar a hipoglicemia. Se você sabe que ele ficará descansando, também deverá levar isto em consideração, já que o descanso não gasta tanta glicose quanto o exercício.

A contagem de carboidratos é um método para calcular a quantidade de insulina necessária dependendo da alimentação (veja o capítulo 6, "Fazendo dieta e permanecendo saudável").

É preciso levar em consideração a recente leitura da glicose no sangue. Se apresentar um resultado de glicose elevada no sangue e estiver perto da hora da refeição, então pode ser necessário aplicar mais insulina. Se o resultado for baixo nível de glicose no sangue talvez seja necessário reduzir a dose de insulina. Outra opção é oferecer ao seu filho para comer um pouco mais do que o planejado. Você não deve tentar baixar o nível da glicose no sangue retirando a alimentação – o alimento é necessário para a energia e o crescimento, e a falta de alimentação aumenta o risco da evolução de um quadro hipoglicêmico. O efeito da alteração da dose da insulina depende de todos os fatores acima mencionados. Estes fatores também influenciam na quantidade de insulina de ação intermediária ou de longa ação que ainda permanece no organismo.

Por fim, reveja o seu diário com os registros dos níveis de glicose no sangue. É possível que você já tenha passado por uma situação parecida no passado – qual foi a sua atitude naquela ocasião e como isso afetou o resultado da glicose no sangue? A alteração da dose criou um quadro de hipoglicemia? Deste modo você poderá aprender com os episódios passados e tomar a decisão mais apropriada.

O resultado desejado deve ser entre 72-180 mg/dL. À medida que a glicose circula naturalmente pelo corpo, cumprindo com o ato de equilíbrio – de um lado da balança temos os fatores que atuam para elevar os níveis da glicose no sangue tal como os alimentos; do outro lado da balança temos fatores que atuam para reduzir os níveis da glicose, tais como a insulina e os exercícios físicos (veja a figura 7).

Níveis de glicose no sangue

Fatores que elevam a glicose no sangue:
- alimentos
- hormônios
  - glucagon
  - adrenalina
  - cortisol
- estresse
  - físico
  - emocional

Fatores que reduzem a glicose no sangue:
- insulina
- exercícios
- falta de alimentos

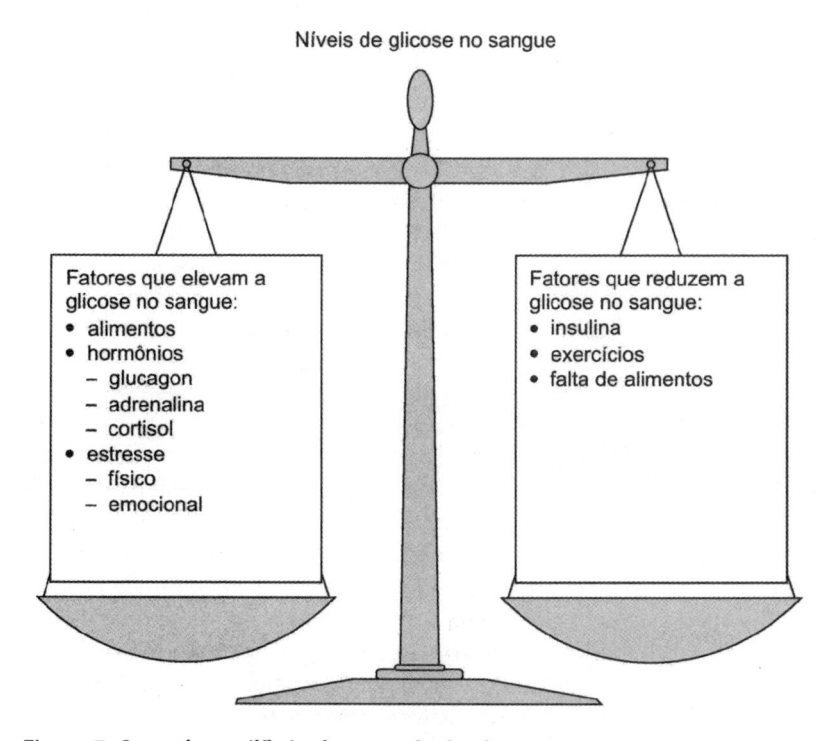

Figura 7 O ato de equilíbrio do controle da glicose no sangue

Não é recomendável aumentar em casa a dose da insulina mais do que 0,1 unidade/kg de uma só vez. Isto significa que se o seu filho pesar 30 kg, você não deve aumentar a insulina mais do que 3 unidades para não agravar o risco de hipoglicemia. Na verdade as alterações na dosagem são geralmente menores. Se a dose normal do seu filho é menos do que 3 unidades, a alteração pode ser de meia unidade; se a dose for normalmente entre 3 e 10 unidades, é possível alterá-la em até 1 unidade; se a dose normal for acima de 10 unidades, é possível fazer uma alteração de até 2 unidades. É preferível ajustar a insulina lentamente, durante um determinado tempo, para reduzir os riscos de hipoglicemia.

Você não deve alterar a dose de insulina a cada leitura da glicose no sangue. É normal ter uma variação nos resultados da glicose no sangue, principalmente se o seu filho não estiver bebendo água suficiente fazendo com que o sangue fique mais concentrado. A não ser que você já tenha uma alteração prevista, com base no aumento dos exercícios físicos, ou uma doença, uma refeição especial ou um evento que envolva comer muito como em uma festa de aniversário, não altere as doses com muita frequência. Aguarde alguns dias, e se os níveis de açúcar no sangue se mantiverem consecutivamente elevados duas horas após o almoço, então será razoável aumentar um pouco a dose da insulina.

Se você perceber que as leituras da glicose no sangue do seu filho estão constantemente elevadas antes de ir dormir, você pode tentar aumentar a dose ou dar uma dose extra de insulina de rápida ação. Os níveis de glicose constantemente elevados pela manhã podem ser devidos ao fenômeno do amanhecer com o aumento da secreção do hormônio de crescimento durante a noite elevando os níveis de glicose no sangue, ao fenômeno de recuperação da hipoglicemia durante a noite (também chamado de fenômeno Somogyi) ou à falta de insulina. A hiperglicemia pela manhã pode ser difícil de ser controlada e você deve discutir este assunto com a sua equipe de controle do diabetes.

Você se acostumará rapidamente a alterar a dose da insulina de curta ação ou de rápida ação aplicada antes das refeições. Contudo, é mais difícil alterar as dosagens da insulina de longa ação ou da intermediária, pois não é possível conferir os efeitos nas horas seguintes. A alteração da dose da insulina de ação intermediária tem um efeito que pode durar muitas horas, chegando a 24 horas no caso da insulina de longa ação. É aconselhável conversar com a sua equipe de controle do diabetes antes de alterar a dosagem de sua insulina basal (longa ação ou intermediária).

Não faça muitas alterações de uma só vez. Ficará muito confuso se você alterar a dosagem da insulina de longa ação ou da intermediária aplicada à noite, e também alterar a dose da insulina de rápida ou curta ação. Não será possível determinar qual mudança resultou na alteração da glicose no sangue. Faça pequenas alterações a cada vez, e mantenha por alguns dias.

É preferível alterar lentamente os níveis da glicose no sangue, mesmo que isto signifique que você terá o nível de açúcar um pouco mais elevado por alguns dias, do que arriscar a ter uma hipoglicemia severa. Quando for alterar as dosagens lembre-se de verificar os níveis de glicose no sangue antes de cada refeição e duas horas após, ou sempre que seu filho não estiver se sentindo bem.

A fase da lua de mel

A fase de lua de mel do diabetes, ou da remissão, geralmente ocorre logo após o diabetes ter sido diagnosticado. Antes do diagnóstico, seu filho vinha apresentando níveis elevados de glicose no sangue por algum tempo, tornando o corpo menos sensível à insulina. Quando o diabetes é diagnosticado é muito comum necessitar de elevados níveis de insulina para superar a resistência criada pelo organismo. No entanto, o organismo se torna novamente sensível à insulina com rapidez, e inicialmente o pâncreas pode começar a liberar novamente um pouco de insulina, reduzindo com isso a quantidade necessária de insulina.

Se você necessita de menos de 0,5 unidades/kg do seu peso por dia (ou seja, se você pesa 35 kg e precisa menos de 17,5 unidades de insulina por dia) você entrou na fase da lua de mel. À medida que o pâncreas produz um pouco de insulina talvez seja necessário reduzir a dose da insulina aplicada, ou até mesmo suspender as doses da hora do almoço e do jantar. A hipoglicemia acontece com menos frequência durante a fase de remissão já que o pâncreas tenta atuar normalmente para regular a glicose do sangue. Isto significa que se você injetar insulina e reduzir o açúcar do sangue, o pâncreas reduzirá a produção de insulina para evitar a hipoglicemia.

Nem todos passam pela fase da lua de mel. A fase também não significa que o seu filho não tem mais diabetes, pois esta fase tende a durar apenas cerca de seis meses. Aproximadamente dois anos após o diagnóstico a maioria dos pacientes para de produzir qualquer insulina passando a ser necessária a aplicação das injeções de insulina. Quando a fase da lua de mel termina, aumenta a necessidade da aplicação de insulina.

Puberdade

Durante a puberdade as crianças crescem muito rapidamente e precisam de mais insulina. O organismo produz altos níveis de hormônio do crescimento para suportar o desenvolvimento. O hormônio do crescimento também aumenta os níveis da glicose no sangue. Os níveis de insulina produzidos por pessoas que não têm diabetes também aumentam durante este período para equilibrar os efeitos do hormônio do crescimento. No diabetes, as doses de insulina devem ser aumentadas para combater este pico de hormônio do crescimento, mesmo quando os hábitos alimentares e de exercício físico não forem alterados.

A quantidade de insulina necessária varia durante a puberdade, de acordo com as épocas dos picos do hormônio – uma quantidade maior de insulina é necessária nesta ocasião à medida que mais hormônio do crescimento é produzido.

O bom controle do diabetes também é importante durante este período para garantir que as crianças atinjam seus "potenciais de crescimento", ou seja, que elas fiquem tão altas quanto deveriam. As consultas médicas de rotina incluem a avaliação da altura e do peso para verificar o crescimento. Com um bom controle do diabete, o crescimento deverá ser normal.

Após a puberdade, as necessidades de insulina estabilizam aos níveis adultos e oscilam de acordo com a alimentação, as atividades e o estilo de vida.

Perguntas frequentes relativas ao tratamento com insulina

Em que momento devemos aplicar a insulina da hora das refeições?

Depende se a insulina a ser aplicada é de curta ou rápida ação. Não faz diferença se uma mistura de insulina de ação intermediária também for injetada ao mesmo tempo já que leva mais tempo para fazer efeito. Algumas marcas e tipos de insulina começam a atuar em tempos diferentes, mas de um modo geral a insulina de curta ação deve ser injetada 30 minutos antes da refeição, a insulina de rápida ação deve ser aplicada 10 minutos antes da refeição (ou por vezes até mesmo imediatamente antes da refeição). Este intervalo de tempo dá à insulina a chance de começar a atuar na hora que o alimento começa a ser digerido e os níveis de glicose no sangue começam a elevar.

Eu apliquei a insulina, porém inevitavelmente a refeição está atrasada, o que devo fazer?

É importante planejar as refeições e também o tempo de ação da insulina antecipadamente; no entanto, às vezes acontecem fatos que tornam impossível evitar o atraso de uma refeição. Neste caso, há insulina na corrente sanguínea, porém não há alimento, e com isso não há glicose para neutralizá-la. Sem comida o risco de hipoglicemia é significativo: portanto ofereça um lanche ou alguma bebida energética à base de glicose. Procure pelos sintomas da hipoglicemia e ao encontrá-los aja imediatamente (veja o capítulo 7, "Emergências do diabetes").

Quando deve ser aplicada a insulina da noite?

Novamente isto dependerá do tipo de insulina a ser aplicada. A insulina de muito longa ação levará algumas horas para começar a fazer efeito e deve ser utilizada misturada à insulina de curta ação antes do jantar. No caso das insulinas de ação intermediárias pode ser apropriado aplicá-las um pouco antes do lanche noturno ou antes de ir dormir. A sua equipe fará as recomendações adequadas de acordo com o tipo e a combinação da insulina utilizada.

Eu apliquei a insulina, porém meu filho não quer terminar de comer, o que devo fazer?

É difícil prever quanto uma criança comerá em uma refeição. Com isso torna-se difícil saber qual a dose de insulina a ser aplicada antes da refeição. Não espere terminar a refeição para decidir a quantidade de insulina a ser aplicada após saber quanto seu filho comeu, já que a insulina leva tempo para agir (isto poderá causar um período de hiperglicemia após cada refeição).

Se você aplicou uma dose de insulina e o seu filho comeu menos do que o esperado, há o risco da condição evoluir para o quadro de hipoglicemia pois a insulina ainda atuará, mas há um volume menor de glicose no sangue. Fique atento aos sintomas da hipoglicemia e aja de forma adequada. Para prevenir esta evolução você poderá oferecer um lanche um pouco mais cedo, ou suco durante a refeição.

Se o seu filho constantemente não termina as refeições e come lentamente ou come um pouco, para por alguns minutos e recomeça, você poderá optar pela insulina de ação rápida aplicada durante a refeição quando você já terá uma ideia de quanto o seu filho comerá. Deste modo, a insulina de rápida ação deverá atuar quando o seu filho terminar – se possível dentro de 10 minutos. Outra opção é aplicar uma pequena dose de insulina correspondente a pequena porção de comida antes da refeição. Caso o seu filho coma mais do que o normal, você poderá aplicar uma dose extra já que há um pouco de insulina da primeira aplicação atuando no sangue.

Os professores precisam saber se o seu filho terminou uma refeição completa, para poderem oferecer lanches ou sucos quando for necessário. Peça o cardápio do colégio e converse com o seu filho para conhecer as suas preferências – se ele não gostar de alguma coisa provavelmente não sentirá vontade de comer! Pergunte à escola se há opções para os dias que seu filho não gosta da comida disponível, ou se há possibilidade de oferecer a ele uma porção maior de pão ou suco. Se ele não comer durante as refeições, ficará com fome e pode precisar fazer um lanche.

Se você estiver utilizando o regime de duas ou três doses diárias, você não aplicará uma dose antes de cada refeição. Ofereça um lanche ou suco enquanto aguarda a refeição para compensar a insulina que já foi aplicada.

Se o seu filho não estiver comendo talvez queira dizer que está com o nível de açúcar elevado no sangue tirando a sua fome. Os níveis da glicose no sangue devem ser verificados antes de cada refeição com o dispositivo da picada no dedo para ajustar corretamente as doses da insulina. Se o seu filho não estiver se sentindo bem também poderá ficar sem fome – veja o capítulo 6, "Fazendo dieta e permanecendo saudável".

É possível deixar de fazer uma refeição?

Se você já aplicou a dose de insulina anterior à refeição não é recomendável pular uma refeição, pois isto aumenta o risco de hipoglicemia – leia a pergunta anterior. Quando o seu filho perde uma refeição, seu organismo tenta manter o equilíbrio dos níveis de glicose no sangue produzindo glicose dos estoques do fígado. Portanto, mesmo que você não tenha aplicado a dose de insulina de antes da refeição e queira deixar de fazer uma refeição, o organismo ainda assim precisará da insulina em menor quantidade.

Se o seu filho estiver no regime bolus/basal, você deve ter aplicado uma insulina de longa ação ou intermediária para representar a secreção basal de insulina do pâncreas. Neste caso, desde que o seu nível de glicose no sangue seja normal, se for necessário deixar de fazer uma refeição, ele não deverá tomar a dose correspondente de insulina de rápida ou curta ação. Observe que o seu filho poderá apresentar um quadro de hipoglicemia e precisar de um lanche mais tarde. Outra possibilidade é que ele fique com muita fome e coma mais na refeição seguinte e com isso será necessário ajustar a dose da insulina de forma adequada.

Se você utiliza um regime de tratamento que envolve a aplicação de insulina de curta ação, antes das refeições será necessário aplicar alguma insulina mesmo que o seu filho não pretenda comer. A insulina de curta ação dura aproximadamente cinco horas. Seu filho precisará menos insulina de curta ação do que se ele fosse comer, mas mesmo assim será necessário aplicar alguma insulina.

Se o nível de glicose do sangue estiver elevado, não deixe o seu filho pular uma refeição na tentativa de baixar o nível para o limite normal. No entanto, se o nível estiver elevado e o seu filho precisar pular uma refeição por outros motivos então será necessário aplicar uma dose de insulina para reduzir a glicose do sangue. A quantidade aplicada poderá ser menor, ou você poderá oferecer um lanche mais tarde para compensar. Se o seu nível de glicose no sangue estiver baixo, não será recomendável pular uma refeição; se não houver tempo para fazer uma refeição será necessário oferecer um lanche ou um suco para evitar a hipoglicemia.

Deixar de fazer uma refeição aumenta o risco de hipoglicemia, e o seu filho não deve deixar de fazer mais de uma refeição ou lanches seguidos. Fique atento aos sintomas da hipoglicemia e garanta que o seu filho comerá algo se for necessário (veja o capítulo 7, "Emergências do diabetes").

É necessário fazer as refeições no mesmo horário todos os dias?

Se você utilizar o regime bolus/basal, a insulina de longa ação evita a deficiência da insulina, lhe dando mais flexibilidade quanto aos horários das refeições. Caso contrário, será preciso ser mais rigoroso, e o seu filho precisará comer aproximadamente no mesmo horário todos os dias com a variação máxima de uma hora. Se você estiver utilizando a insulina de curta ação sem a insulina basal será necessário comer de cinco em cinco horas para não permitir que os efeitos da insulina basal se esgotem elevando o nível de glicose no sangue. Se uma refeição não for realizada, ofereça um lanche ou sucos.

Meu filho não quer fazer refeições completas, ele come um pouco a cada duas horas. Como posso controlar isto?

Depende qual o regime você está utilizando. Se estiver utilizando um regime de duas ou três doses diárias, a mistura de insulina de curta ação ou intermediária pode precisar ser alterada. Neste caso é mais apropriado utilizar o regime bolus/basal de múltiplas injeções que apresenta maior controle na quantidade de insulina a ser aplicada antes de cada "minirrefeição". Nem todos os lanches ou minirrefeições possuem o mesmo efeito nos resultados da glicose no sangue.

Os lanches ricos em açúcares causam um aumento brusco nos níveis de glicose no sangue. Os lanches contendo carboidratos mais complexos tais como sanduíches com pães integrais ou com alto teor de proteínas ou gorduras, causam um aumento do açúcar no sangue mais lento. Veja o capítulo 6, "Fazendo dieta e permanecendo saudável".

Por que a mesma dose de insulina aplicada pode apresentar um efeito diferente nos níveis de glicose do sangue?

Isto não significa que você esteja aplicando uma dose inadequada de insulina. A insulina possui efeitos diferenciados dependendo de inúmeras características desde a região da aplicação até o estado físico do paciente. O local e o modo da aplicação da insulina no corpo afeta a velocidade de atuação – por exemplo, é absorvida mais rapidamente quando aplicada na barriga (veja o capítulo 4, "Injeções de insulina"). O calor aumenta o fornecimento de sangue para a pele, como no banho quente, e o frio diminui, portanto nos dias quentes a insulina é absorvida mais rapidamente. Os exercícios e a massagem aumentam o fluxo de sangue na pele e fazem com que a insulina atue mais rapidamente. Aplicar as injeções nos nódulos de gordura da lipo-hipertrofia (veja os efeitos colaterais do tratamento com a insulina na página 41) ou em áreas com uma grossa camada de gordura sob a pele reduz a velocidade de absorção da insulina que demora mais para fazer efeito. Outros fatores podem aumentar a resistência do organismo à insulina tornando-a menos eficiente. Alguns desses fatores são: o estresse, mal-estar físico, febre, recuperação de uma cirurgia, elevados níveis recentes de glicose no sangue, puberdade e aumento de peso. Fatores que diminuem a resistência do organismo à insulina, fazendo com que seja necessário utilizar menos insulina, são: os exercícios, perda de peso e baixos níveis de glicose no sangue.

É uma frustração saber que podemos obter resultados diferentes com a mesma quantidade de insulina, mesmo se comermos a mesma quantidade e o mesmo tipo de alimentos. Em seu diário, ao lado de suas anotações dos valores diários da glicose no sangue, você também deve documentar outros detalhes como a região da aplicação, o estado físico ou de estresse do seu filho, a quantidade de exercício físico, etc. Isto lhe permite interpretar melhor os resultados anteriores de glicose no sangue podendo ser utilizados para prever a reação do seu filho a determinadas doses de insulina.

O que fazer se você se esquecer de aplicar uma dose em um regime de duas ou três doses diárias?

Nestes regimes você provavelmente estará usando uma mistura de insulinas de curta ação e intermediária. Se você utilizar os injetores pré-misturados estilo canetas não será possível ajustar a mistura, você apenas pode ajustar a dose total aplicada. No entanto, se você mistura a sua própria insulina com uma agulha e seringa, é possível utilizar menos ou mais de um determinado tipo. A meta sempre que você deixar de aplicar uma injeção é minimizar o risco de hipoglicemia devido à insuficiência de insulina, que quando for muito severo pode se tornar sério.

Se você deixar de aplicar a dose matinal de insulina você pode ajustar a mistura. Se você lembrar imediatamente após a refeição, reduza um pouco a dose da insulina de curta ação e mantenha a dose da insulina de ação intermediária, pois ela será necessária para representar a secreção da insulina basal até a sua próxima refeição. Se você lembrar algumas horas após a refeição, será necessário reduzir mais ainda a insulina de curta ação, talvez à metade (já que você está na metade do tempo entre as refeições) e também reduzir a dose da insulina de ação intermediária (talvez a um quarto) por precisar de menos até a próxima dose. Se você não lembrar antes da refeição seguinte, utilize apenas a insulina de curta ação para durar até a hora da próxima dose. A sua equipe pode recomendar a redução da dose que deverá ser uma proporção da dose total.

Se você deixar de aplicar a dose da noite, porém lembrar antes de ir dormir, aplique uma dose menor de insulina de ação intermediária. Isto porque há menos tempo até a próxima refeição e injeção de insulina e você não quer que os efeitos da insulina noturna sejam mais longos do que o desejado. Neste caso talvez seja necessário uma aplicação de insulina de curta ação ou rápida com o lanche noturno. Você pode acordar durante a noite para verificar o nível de glicose no sangue do seu filho.

O que fazer se você deixar de aplicar a insulina do horário da refeição em um regime bolus/basal?

Se você lembrar imediatamente poderá aplicar a insulina (principalmente se utilizar a insulina de ação rápida). Quanto mais tempo houver passado da hora da injeção, menor deverá ser a quantidade aplicada. Portanto, se você se lembrar imediatamente após a refeição poderá reduzir a dose apenas um pouco, mas se você se lembrar algumas horas depois, você deverá reduzir muito mais a dose. Se você deixar de aplicar uma injeção, verifique o nível da glicose no sangue antes da sua próxima refeição, já que talvez seja necessário aplicar uma dose maior do que a aplicada normalmente nesta refeição.

O que fazer se você deixar de aplicar a insulina do horário noturno em um regime bolus/basal?

Se você acordar no meio da noite e lembrar-se de não haver aplicado em seu filho a insulina de ação intermediária da noite, você poderá aplicar uma dose menor do que a normal. A dose poderá ser reduzida de uma ou duas unidades por hora. Isto significa que se você normalmente aplica cerca de 16 unidades às 21:00 e acordar a 01:00 hora da manhã e constatar que você se esqueceu de aplicar a injeção, você estará quatro horas atrasado, portanto deverá reduzir a dose entre 4 e 8 unidades.

Se você acordar e lembrar, porém faltar menos de cinco horas para o café da manhã, você poderá deixar de aplicar a dose noturna, medir a glicose do seu filho e aplicar uma pequena dose de insulina de curta ação para durar até o café da manhã.

Se você normalmente utiliza a insulina de longa ação à noite, é possível aplicá-la com algumas horas de atraso, mas pode ser preciso uma pequena dose de insulina de curta ação para durar algum tempo. Se você não lembrar até a manhã, então a dose deverá ser pela metade, para durar até a dose da noite seguinte.

Eu me esqueci de aplicar uma injeção e o meu filho não está se sentindo bem, o que eu devo fazer?

Se o seu filho não estiver bem, você deverá verificar os níveis de glicose no sangue e também a sua urina (ou sangue) em busca de cetonas. É possível que ele esteja tão deficiente à insulina que esteja desenvolvendo cetoacidose (veja o capítulo 7, "Emergências do diabetes"). Se ele estiver tanto com hiperglicemia quanto com cetonas você precisará aplicar mais insulina – nesta situação você deverá utilizar a insulina de ação rápida. A dose máxima recomendada a ser aplicada em casa deve ser de 0,1 unidades por quilograma de peso (ou seja, para um peso de 45 kg, a dose máxima é de 4,5 unidades de NovoRapid) para evitar uma hipoglicemia severa. Verifique novamente a glicose após uma hora; a dose pode ser repetida se o nível de glicose não diminuir duas horas após a primeira injeção.

Caso isto ocorra você deverá entrar em contato com a equipe de controle do diabetes. Se o seu filho começar a ter náuseas, vômito, dores abdominais ou outros sintomas, se a glicose no sangue não reduzir apesar da aplicação da insulina, ou você perceber que a situação está fora de controle, vá até o seu médico ou ao hospital mais próximo.

O que fazer se você der o tipo errado de insulina por engano?

Para tentar evitar isto, garanta que os seus frascos de insulina ou canetas estejam claramente sinalizados ou que sejam muito diferentes para poder identificá-los facilmente. Não confie no fato de que a maioria das insulinas de curta ação são claras e de que as insulinas de ação intermediária ou longa são turvas, pois existem insulinas de longa ação mais novas que são claras e as insulinas de curta ação podem se tornar turvas (e neste caso deverão ser descartadas).

Se uma insulina de longa ação ou intermediária for aplicada durante o dia no lugar de uma insulina curta ou de rápida ação de antes da refeição, você não verá os sintomas imediatamente. A insulina não causará efeito na glicose do sangue desta refeição, portanto o seu filho precisará tomar uma pequena dose de insulina de curta ação também (cerca de meia dose será razoável). Verifique regularmente a glicose do sangue durante o dia, já que você poderá precisar reduzir a quantidade de insulina de curta ação a ser aplicada antes da refeição seguinte ou ofereça um lanche para evitar a hipoglicemia.

Se você aplicar a insulina de curta ação à noite ao invés da insulina de longa ação, monitore os sinais de hipoglicemia e verifique o nível de glicose no sangue durante a noite. Talvez seja necessário oferecer um lanche extra para evitar a hipoglicemia. Os efeitos da insulina de curta ação acabam em aproximadamente cinco horas, portanto ainda será necessário aplicar uma insulina de ação intermediária ou longa. Aguarde algumas horas antes de aplicar a insulina e utilize uma dose menor do que a normal.

Lembre-se de que erros acontecem, as crianças às vezes comem menos ou mais do que o previsto, ou fazem lanches escondidos, e o esquecimento é normal. Não é um desastre e não deve ser tratado desta forma. Observe os sintomas e sinais da hipoglicemia ou da cetoacidose, verifique regularmente os níveis de glicose no sangue e aja de forma apropriada. Não entre em pânico se um resultado estiver acima ou abaixo do esperado, pois um pico de leitura elevado não aumenta demais o risco de complicações a longo prazo. É comum se sentir culpado ou aborrecido por não ter aplicado uma dose ou ter aplicado a dose errada, mas tente não se sentir desta forma. Na maioria dos casos é possível fazer ajustes sem causar efeitos prejudiciais. Lembre-se de que as flutuações são naturais e os níveis de glicose no sangue podem variar.

O tratamento do diabetes do tipo 2

O esteio do tratamento do diabetes do tipo 2 é a mudança na dieta e no estilo de vida. Isto envolve toda a família. É muito difícil mudar a dieta e os hábitos de uma criança sem afetar todos os membros da família. Em todos os casos, as pessoas com ou sem diabetes deveriam se alimentar de forma mais saudável e fazer exercícios. Isto ajuda a prevenir a obesidade além de evitar que outros membros da família desenvolvam o diabetes do tipo 2.

Seu nutricionista poderá aconselhá-lo com relação a uma dieta saudável que ajude a perder peso se for necessário, mas também que lhe dê um bom controle sobre os níveis de glicose no sangue (veja o capítulo 6, "Fazendo dieta e permanecendo saudável"). Apesar do diabetes do tipo 2 estar associado com o excesso de peso, as crianças não devem fazer uma dieta muito restritiva, extremamente pobre em calorias para perder peso. Ao contrário, deverá ser iniciado um planejamento saudável, aumentando os exercícios físicos. Com isso a perda do peso será lenta, porém mais fácil de ser controlada do que com uma dieta muito restritiva.

Os exercícios podem ser compostos de uma atividade da qual o seu filho goste e que eleve os seus batimentos cardíacos. Comece lentamente; é cruel estabelecer metas muito elevadas e não ter como alcançá-las. Estabeleça metas pequenas e alcançáveis. Tente estabelecer algum tipo de atividade todos os dias, por aproximadamente 30 minutos. Você poderá caminhar até a escola ao invés de ir de carro, ou descer do ônibus um ou dois pontos antes e fazer o restante do caminho a pé, matricular o seu filho em aulas de dança ou de artes marciais, patins, natação, andar de bicicleta ou jogar bola com os amigos. Você verá que o seu filho pode aprender novas atividades e fazer novos amigos ao mesmo tempo.

É possível que apenas a dieta e a mudança no estilo de vida não controlem os níveis de glicose no sangue. Neste caso será necessário utilizar medicamentos. O uso de medicamentos não significa que não há necessidade de ter uma alimentação saudável; os medicamentos são usados em conjunto com as mudanças no estilo de vida. Se for necessário, podem ser utilizadas combinações de medicamentos.

- *Metformina* – é geralmente o primeiro medicamento a ser receitado. Ajuda a reduzir a resistência à insulina fazendo com que a célula utilize a glicose do sangue. Também faz com que o fígado pare de produzir mais glicose dos seus estoques de glicogênio. Este medicamento só funciona se alguma insulina ainda estiver sendo produzida pelo pâncreas. Também auxilia na perda do excesso de peso. Não causa hipoglicemia.

O tratamento do diabetes 63

Podem aparecer efeitos colaterais como mal-estar ou dores de barriga, porém estes sintomas passam com o tempo.
- *Sulfonilureias* – este é um grupo de medicamentos que inclui gliclazida e glibenclamida. Estes componentes ajudam a estimular a quantidade de insulina liberada pelo pâncreas.
- *Tratamento com insulina* – geralmente este tratamento não é necessário no diabetes do tipo 2. Contudo com o passar do tempo, há uma chance do pâncreas parar de liberar insulina. Se o tratamento com a insulina for necessário, será o mesmo do recomendado para o diabetes do tipo 1. Mesmo no caso de um diabetes do tipo 2 bem controlado, pode ser necessário aplicar um pouco de insulina durante uma operação ou uma intervenção cirúrgica.

As crianças com diabetes do tipo 2 deverão fazer visitas regulares à equipe de controle do diabetes e testadas para evitar as complicações de longo prazo causadas pelo diabetes (veja o capítulo 8, "Complicações a longo prazo").

Perguntas frequentes

- *Como posso evitar que os meus outros filhos contraiam diabetes do tipo 2?* Os médicos não têm muita certeza das causas do diabetes, porém como o diabetes do tipo 2 está associado ao excesso de peso, manter um peso dentro dos limites adequado deverá ajudar a evitar que as outras crianças desenvolvam o diabetes do tipo 2.
- *Meu filho tem diabetes do tipo 2, isto significa que ele necessita de tratamento com insulina?* Não necessariamente. A maioria das pessoas com diabetes do tipo 2 pode controlar os níveis de glicose no sangue através de uma dieta saudável e mudanças no estilo de vida, como o aumento dos exercícios físicos. Se estas mudanças não forem suficientes, pode ser iniciado o tratamento à base de medicamentos.
- *O meu filho corre risco de um ataque de hipoglicemia?* A hipoglicemia ocorre quando pouco alimento foi ingerido ou quando foi aplicada muita insulina. Se você está controlando o diabetes do tipo 2 através de uma mudança da alimentação e no estilo de vida, não haverá risco de hipoglicemia. A metformina também não causa hipoglicemia; contudo, o tratamento com o grupo de medicamentos Sulfonilureias e com insulina pode causar hipoglicemia.

6
Fazendo dieta e permanecendo saudável

O termo "dieta" se refere aos alimentos ingeridos e não significa necessariamente que você esteja tentando perder peso. Não há nenhuma diferença entre uma "dieta saudável" e uma "dieta diabética". Afinal, ninguém, com ou sem diabetes, deveria comer pilhas de chocolates ou comidas pesadas todos os dias! Toda a família deveria praticar uma dieta saudável. Este hábito facilita a vida de quem prepara o alimento, bem como das pessoas que comem! A sua família se ajustará rapidamente se você optar por uma alimentação mais saudável. Uma dieta saudável não significa que você só possa comer o que faz "bem" para a saúde. Significa comer uma grande variedade de alimentos diferentes e ocasionalmente se permitir alguns petiscos. No caso do diabetes, a dieta também ajuda a manter os níveis de glicose no sangue.

Lembre-se de que ter diabetes não significa não poder comer carboidratos ou açúcares. Em alguns momentos, como durante um episódio de hipoglicemia, será necessário comer algo doce.

O objetivo deste capítulo é discutir os componentes de uma dieta saudável e o modo como os diversos tipos de alimentos são absorvidos pelo organismo. O nutricionista da sua equipe de controle do diabetes também poderá ajudá-lo no planejamento da dieta e das refeições. Serão discutidos os métodos para calcular a quantidade de insulina necessária com base na sua alimentação, tal como a contagem dos carboidratos, bem como as diferentes necessidades nutritivas do seu filho nas idades variadas.

Índice glicêmico

O corpo precisa da glicose para ter energia. Nós obtemos a glicose dos carboidratos contidos nos alimentos. As enzimas da saliva e os ácidos e enzimas estomacais ajudam a quebrar os carboidratos em glicose. Quando a glicose entra no intestino delgado, é absorvida para a corrente sanguínea para ser utilizada pelas células do corpo. Inúmeros fatores afetam o tempo que o alimento leva para ser quebrado e utilizado.

O índice glicêmico (IG) indica o tempo que um alimento leva para ser quebrado e utilizado pelo corpo, ou seja, o tempo que leva para aumentar o nível de glicose no sangue. Os alimentos com índice glicêmico elevados causam um aumento rápido nos níveis de glicose do sangue. Esta elevação é geralmente seguida de uma rápida queda nos níveis de glicose do sangue podendo causar fome ou mesmo hipoglicemia. A glicose pura possui um elevado índice glicêmico. Os alimentos com um IG baixo não causam uma rápida elevação da glicose do sangue, pois levam mais tempo para serem quebrados em açúcares e para serem absorvidos pelo organismo. Os alimentos com IG baixos resultam em uma liberação lenta e constante da glicose na corrente sanguínea, fornecendo ao organismo uma fonte constante de energia. Todos os carboidratos afetam o nível da glicose no sangue. No entanto, você pode influenciar o índice glicêmico dos alimentos alterando os componentes da sua alimentação e o modo do preparo.

Alguns alimentos com alto índice glicêmico são: os pães brancos, os bolos e os doces. O organismo não precisa se esforçar muito para quebrar estes alimentos em açúcares simples. O modo do preparo do alimento também tem efeito. Os pães e as massas são feitos com trigo; no entanto, as massas têm um índice glicêmico menor do que os pães. O método de preparo pode quebrar o alimento antes da ingestão, aumentando o seu índice glicêmico, como acontece com o purê de batatas comparado às batatas cozidas ou ao suco de maçã. O organismo absorve líquidos com rapidez, portanto as sopas ou sucos podem aumentar o nível de açúcar mais rapidamente do que o pão. Quando bebemos muitos líquidos durante as refeições fazemos com que o estômago se esvazie com rapidez e com isso a glicose segue rapidamente para o intestino, elevando os níveis da glicose no sangue. Se os seus níveis de glicose no sangue estiverem baixos, o seu estômago esvaziará mais rápido do que se estiverem elevados, já que o organismo tenta corrigir a hipoglicemia.

Alguns exemplos de alimentos com baixo índice glicêmico são os carboidratos complexos como os pães integrais, ou grãos, nozes e vegetais que levam um tempo maior para serem quebrados. O cozimento não altera a estrutura do feijão ou da lentilha e ainda é preciso que o corpo se esforce para quebrá-los. Os alimentos ricos em fibras (como as frutas e os vegetais) ou que possuam uma quantidade de gordura (como as carnes e os laticínios) dão uma sensação de satisfação por mais tempo e também evitam que o estômago se esvazie rapidamente. Isto significa que o estômago libera uma corrente lenta e constante de alimentos para o intestino delgado, resultando na contínua liberação de glicose. A barra de chocolate contém gordura e possui um índice glicêmico mais baixo do que os doces cozidos. A adição de alimentos ricos em fibras ou gorduras às suas refeições reduz o índice glicêmico da refeição.

A quantidade de alimentos que você come também é importante. Apesar dos doces terem um elevado índice glicêmico, comer apenas um doce não causará um grande efeito nos níveis da glicose do sangue além de não haver muita glicose em apenas um doce. Quanto mais você comer, mesmo que seja um alimento com índice glicêmico muito baixo, maior será o efeito no seu nível de glicose no sangue. Por este motivo, podemos comer petiscos, desde que sejam em pequenas quantidades dentro de uma dieta saudável.

Se compreendermos como o organismo digere os diferentes tipos de carboidrato entenderemos o que é necessário para a nossa dieta. Por exemplo, se você sabe que o seu filho estará fazendo muito exercício, então um café da manhã que libera energia lentamente, como o mingau, é melhor do que um café da manhã com índice glicêmico elevado, como os cereais açucarados. Você também passará a entender melhor os lanches. Se você sabe que seu filho tende a ficar hipoglicêmico na parte da tarde, um lanche adequado poderá ser composto de um punhado de frutas secas e nozes. As frutas secas atuam rapidamente na elevação do nível de glicose no sangue, as nozes possuem baixo índice glicêmico e ajudam a fornecer glicose para o organismo até a próxima refeição. O lanche apenas composto de doces eleva o nível de glicose fazendo o nível cair a seguir, e com isso seu filho precisará comer novamente. Durante os episódios graves de hipoglicemia, um tablete de glicose eleva o nível da glicose mais rápido do que uma barra de chocolates (que contém gordura), e por isso é a melhor opção, desde que acompanhado de carboidratos de ação prolongada como os encontrados nos sanduíches.

A dieta "saudável"

Talvez um dos pontos mais importantes seja a alimentação! Seu filho deverá fazer três refeições por dia, intercaladas com lanches saudáveis quando for necessário, sendo que o café da manhã é a refeição mais importante do dia. Não é uma boa ideia deixar de fazer uma refeição, principalmente para aqueles que têm diabetes, pois isto aumenta o risco de hipoglicemia. A dieta deve ser baseada nos principais grupos de alimentos: os carboidratos, as proteínas e as gorduras.

Carboidratos

Os alimentos ricos em carboidratos são: os cereais, os pães, as massas, o arroz, alguns vegetais como a batata e o milho, frutas, leite, bolos, biscoitos, chocolate e doces. A base de cada refeição deve ser em torno de um amido visando uma liberação lenta e constante de energia. Alguns exemplos são: mingau de musli (mistura de cereal com aveia, gérmen de trigo, flocos de arroz, farelo de trigo, passas, etc.) no café da manhã, pães integrais nos sanduíches do almoço, e macarrão ou arroz integral no jantar. Experimentem limitar os açúcares simples como os contidos nos doces que causam uma elevação repentina nos níveis da glicose do sangue. Os alimentos doces também causam cáries nos dentes além de conter alto índice de calorias, e podem trazer problemas com excesso de peso.

Proteína

A proteína é necessária para fornecer material para o organismo construir novas células e tecidos. As proteínas são encontradas nas carnes, frangos, peixes, ovos, castanhas e grãos e devem compor aproximadamente um quinto das refeições. As proteínas não contêm qualquer tipo de glicose e não afetarão os níveis de açúcar do sangue. Por este motivo não podem ser utilizadas para tratar ou prevenir a hipoglicemia.

Algumas proteínas são mais saudáveis do que as outras. Isto também depende da quantidade de gordura contida no alimento. Por exemplo, uma porção de frango sem a pele contém muito menos gordura do que um filé.

O peixe, principalmente os menos gordurosos, é um alimento importante por conter vitaminas, minerais e gorduras que fazem bem ao coração. Atualmente recomenda-se comer no mínimo duas porções de peixe por semana, incluindo uma porção de um peixe mais gorduroso como o salmão. Os peixes frescos, congelados ou defumados, todos contam como uma porção de peixe.

Gorduras

Muitas pessoas pensam que a gordura faz mal para a saúde. No entanto, nosso organismo precisa de gorduras para se manter saudável. Há tipos diferentes de gorduras: gordura saturada, como a que encontramos, por exemplo, na manteiga, carnes processadas e nas salsichas, e gorduras não saturadas como as encontradas nas nozes, abacate e azeite de oliva. Quando ingerimos uma grande quantidade de gorduras saturadas aumentamos o risco de desenvolver um quadro de colesterol elevado e aumentamos o risco de doenças cardíacas. As doenças cardíacas podem ser complicações causadas pelo diabetes ao longo do tempo, por isso é recomendável substituir a quantidade de gordura saturada ingerida por gordura não saturada. Como as gorduras têm alto índice calórico, se comermos muita gordura acabaremos ganhando peso. Cerca de um oitavo de suas refeições deve ser composto por alimentos que contêm gorduras.

Portanto tente evitar comer muitas salsichas, salgadinhos, biscoitos ou manteiga que são alimentos que contêm gorduras saturadas. Alguns alimentos, como a carne vermelha, são ricos em gorduras saturadas e fontes excelentes de proteína, e por isso devem ser incluídos ocasionalmente nas refeições. Experimente as gorduras saudáveis como as encontradas nas nozes.

Frutas e vegetais

Devemos tentar comer, no mínimo, cinco porções de frutas e vegetais por dia. As frutas e os vegetais contêm fibras, vitaminas e minerais que são vitais para o nosso corpo. As frutas e os vegetais podem ser frescos, congelados, secos, em conservas ou em sucos e ainda assim são contados como cinco porções ao dia. Cerca de um terço de cada refeição deve ser composta por frutas e vegetais.

Experimente servir um suco de frutas e uma maçã ou banana no café da manhã, tiras de cenouras no almoço, vegetais cozidos ou crus no jantar e frutas na hora do lanche.

A maioria dos vegetais não altera o açúcar do sangue. Os vegetais também são pobres em calorias, portanto o seu filho (e você também!) pode comer à vontade sem se preocupar em ganhar peso. No entanto, as batatas, os grãos e o milho contêm carboidratos e por isso alteram o nível da glicose no sangue. As frutas contêm carboidratos além do açúcar chamado frutose. Como são absorvidos rapidamente pelo organismo, os sucos de frutas são ótimas fontes de açúcar durante um episódio de hipoglicemia.

Fibras

As fibras são necessárias para prevenir a constipação. Também servem para dar volume à comida e preencher o estômago dando sensação de satisfação. Há dois tipos de fibras: insolúvel e solúvel. O organismo não consegue absorver a fibra insolúvel, como a encontrada nos farelos. Esta fibra ajuda a formar o bolo fecal, a prevenir a prisão de ventre, e altera a glicose do sangue. As fibras solúveis são encontradas nas frutas e nos vegetais.

Água

Os líquidos impedem o corpo de ficar desidratado. Uma pessoa necessita em média de oito copos grandes a dois litros de água por dia. No caso do diabetes, a glicose pode ser excretada na urina, e o seu filho pode precisar urinar com frequência. Isto significa que ele perde muita água e por isso as pessoas com diabetes sem controle estão constantemente com sede. Quando os níveis da glicose no sangue estão elevados, os pacientes precisam beber até mais de dois litros de água por dia. Se o seu filho ficar desidratado, provavelmente reclamará de dores de cabeça, cansaço, dificuldades de concentração, e com a urina concentrada e forte.

A maioria dos líquidos entra na contagem dos dois litros por dia, desde a água até os sucos e bebidas gasosas. No entanto, é importante lembrar que os sucos e as bebidas não dietéticas provocam a elevação dos níveis de glicose no sangue. As bebidas gasosas dietéticas contêm adoçantes artificiais ao invés de açúcar e por isso não alteram os níveis da glicose. O leite é uma boa opção por conter cálcio e proteína, apesar de também conter gordura. Algumas bebidas, como os chás, café ou refrigerantes como a Coca-Cola contêm cafeína que atua como diurético e pode causar mais vontade de urinar e até mesmo a desidratação. Crianças não devem ingerir muita cafeína, pois esta substância provoca agitação, falta de sono e problemas com o apetite. Crianças não devem beber bebidas alcoólicas.

Sal

Muito sal pode elevar a pressão sanguínea aumentando o risco de desenvolvimento de doenças cardíacas. Como as doenças cardíacas podem ser complicações causadas pelo diabetes a longo prazo, o sal deve ser limitado. A quantidade máxima recomendada de sal por dia para uma criança acima de 11 anos é de 6 gramas; crianças abaixo de 11 anos precisam de quantidades muito menores. Não adicione sal à comida, cozinhe com ervas ao invés de sal para realçar o sabor e evite comer alimentos processados que contêm níveis elevados de sal.

As refeições e os lanches do dia devem ser balanceados de acordo com a figura 8. Não se esqueça de incluir os líquidos. Lembre-se de que alguns alimentos podem fazer parte de mais de um grupo alimentício. Por exemplo, o leite fornece o líquido, a lactose, a gordura e a proteína; o milho é um carboidrato e também um vegetal; a carne é uma proteína, porém contém gordura. Alimentos como a pizza contêm muitos carboidratos da base formada pelo pão, mas também lactose, gorduras e proteínas do queijo e podem ter uma cobertura composta por vegetais, carnes ou peixes.

Carboidratos
(batatas, pães e arroz,
por exemplo)

Frutas e vegetais

Proteínas
(carne, peixes e
nozes, por exemplo)

Laticínio
(leite e iogurte,
por exemplo)

Alimentos
gordurosos
ou doces

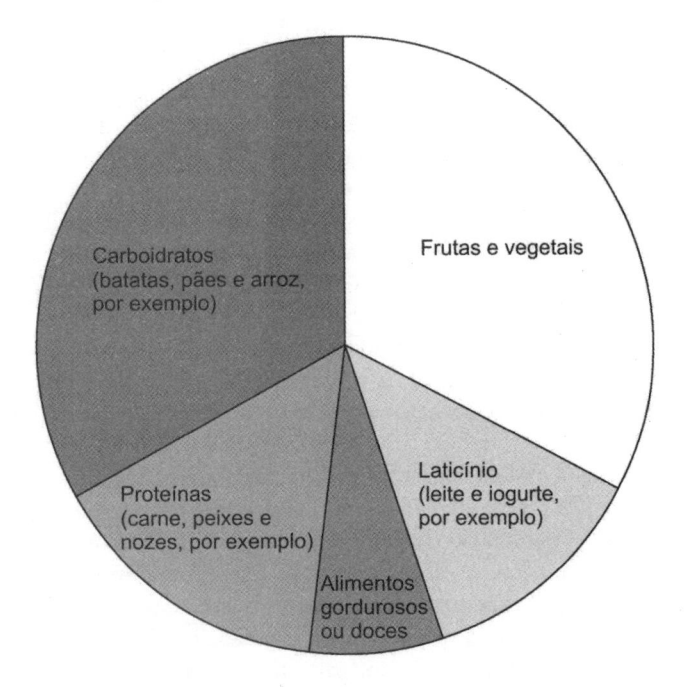

Figura 8 O prato "perfeito" – não se esqueça de adicionar os líquidos!

As necessidades alimentares nas diversas idades

As crianças em idades diferentes necessitam de quantidades e tipos diferentes de alimentos. Os bebês e as crianças muito pequenas estão em fase de crescimento rápido e são muito ativas precisando de muita energia vinda dos alimentos. As crianças nessa fase também não conseguem comer uma grande quantidade a cada vez e precisam comer quantidades menores regularmente. A alimentação deve ter como base uma dieta saudável como mencionado anteriormente. As crianças até dois anos de idade devem beber leite integral, que fornecerá as calorias necessárias para a energia.

As crianças gostam de dizer que estão satisfeitas para não precisar continuar comendo. Isto também acontece com as crianças que têm diabetes, desde que os níveis de glicose no sangue estejam bem controlados. Devemos evitar forçá-las a terminar a refeição. Somente devemos oferecer lanches saudáveis entre as refeições.

Se os níveis de glicose estiverem elevados, seu filho pode não sentir fome e vir a comer menos. Por vezes, quando o diabetes não está bem controlado, a hiperglicemia pode causar fome; por este motivo é importante verificar os níveis da glicose no sangue regularmente.

A velocidade de crescimento das crianças diminui após a primeira infância até a puberdade. Durante os estímulos de crescimento da puberdade a energia da criança aumenta e com isso aumenta a necessidade de mais alimentos. Lembramos que as crianças devem seguir uma dieta saudável conforme a descrita anteriormente. Quando acabar a fase de crescimento o seu filho voltará a comer menos (veja o capítulo 10 sobre a puberdade e a adolescência).

Contagem de carboidratos

Todos os carboidratos agem no aumento do nível da glicose no sangue. A insulina é necessária para ajudar as células a usar a glicose para que os níveis no sangue retornem ao normal. A contagem de carboidratos envolve calcular a quantidade de insulina necessária para fazer face aos carboidratos de cada refeição. Existem métodos diferentes de contagem de carboidratos, e o seu nutricionista poderá lhe ensinar o método utilizado por sua equipe. O método simples envolve uma tabela que apresenta a quantidade de carboidratos nos alimentos, por exemplo, uma batata média cozida. A partir deste cálculo será possível dosar a insulina, que é diferente para cada criança dependendo de fatores como o peso e os controles anteriores da glicose no sangue. A equipe deverá lhe informar quantas gramas de carboidrato podem ser compensadas por uma unidade de insulina. Alguns métodos mais complicados envolvem pesar o volume de carboidratos a ser ingerido em comparação com as atividades a serem desempenhadas para ajudar a decidir a dose adequada de insulina.

Lanches

Se o seu filho terá ou não necessidade de fazer lanches depende do regime de insulina que está sendo utilizado. As pessoas sem diabetes liberam muito pouca insulina entre as refeições. Se você estiver usando o regime bolus/basal pode não precisar de um lanche entre as refeições, já que o regime da insulina é muito parecido com o regime de uma pessoa que não tem diabetes. Se estiver utilizando o regime de duas ou três doses diárias, seu filho necessitará fazer lanches para equilibrar o efeito da insulina de longa ação ou intermediária, evitando a hipoglicemia.

Os lanches devem fornecer um equilíbrio de carboidratos absorvidos rapidamente e lentamente. Os carboidratos absorvidos rapidamente elevam com rapidez os níveis da glicose no sangue prevenindo a hipoglicemia, os carboidratos de ação mais prolongada permanecem evitando a hipoglicemia até a refeição seguinte.

Alguns exemplos de lanches saudáveis são: frutas frescas ou secas, nozes, barras de cereais ou tigelas com cereais, bolos de aveia, batatinhas com baixo teor de gordura, uma fatia de pão maltado ou de frutas, iogurtes sem açúcar, ou um sanduíche de manteiga de amendoim. Veja a seguir a receita para um lanche saudável.

Petiscos

Os petiscos fazem parte da dieta de todos. O truque é limitar a frequência – afinal, se você comer petiscos diariamente, eles deixarão de ser petiscos! Não se esqueça, mesmo que o seu filho não estivesse com diabetes, a quantidade de petiscos ainda deveria ser limitada. Ainda que os petiscos e doces não sejam permitidos, o seu filho provavelmente acabará comendo de qualquer modo, sem o seu conhecimento, e com isso o seu diabetes não estará sendo administrado de forma adequada.

Se você não tiver petiscos como doces ou bolos em sua casa, o seu filho verá seus amigos comendo e acabará comendo também quando estiver brincando ou nas festas. É importante que o seu filho não se sinta muito diferente dos seus colegas. Permita que ele coma petiscos ocasionalmente. É possível compensar a elevação da glicose no sangue aplicando insulina extra ou oferecendo o petisco durante a refeição no lugar de outro carboidrato. Uma alternativa é oferecer metade de um lanche normal, como um sanduíche, e substituir a outra metade por um petisco que contenha a mesma quantidade de carboidratos. Mesmo na classe dos petiscos, alguns podem causar um efeito mais rápido nos níveis da glicose do que outros. Podemos aplicar a insulina de ação extra rápida no caso dos doces, e a insulina de ação curta no caso dos petiscos que tenham gordura (fazendo com que a glicose no sangue leve mais tempo para subir) como os chocolates ou sorvetes.

Alimentos para "diabéticos"

Um alimento assinalado como sendo para "diabéticos", não significa que seja necessariamente saudável. Muitos alimentos para diabéticos são bolos, biscoitos e barras de chocolate que não possuem a mesma quantidade de açúcar dos bolos comuns, etc. No entanto, para que possam ser saborosos estes alimentos contêm mais gordura e um índice maior de calorias. Por isso, estes alimentos podem acabar sendo piores para a sua saúde. Os alimentos como os bolos devem ser considerados como petiscos, e não devem fazer parte da sua dieta diária. Estes alimentos para "diabéticos" geralmente são também muito caros.

Barras de cereais, de frutas e de nozes

Estas barras podem ser utilizadas como lanches. As frutas secas e o mel agem rapidamente elevando os níveis de glicose no sangue, enquanto as nozes e a aveia trabalham para manter os níveis até a refeição seguinte.

Ingredientes:

250 g de aveia

60 g de margarina ou manteiga

4 colheres de sopa de mel claro

250 g de frutas secas sem açúcar e nozes. Qualquer combinação pode ser utilizada – experimente passas, damascos secos picadinhos, tâmaras picadas, mirtilo, amoras secas, cerejas secas, lascas de banana seca, e qualquer tipo de nozes. Utilize, sempre que possível, os produtos sem adição de açúcar.

- Aqueça o fogo a 180°C.
- Em uma panela, derreta a margarina com o mel até que fique líquido. Não deixe a mistura ferver. Tire a mistura do fogo.
- Acrescente a aveia e mexa até que esteja bem coberta pela mistura de margarina com mel.
- Adicione a mistura de frutas e nozes e mexa bem.
- Despeje a mistura em uma assadeira e espalhe de forma uniforme. Passe um rolo sobre a mistura para que fique lisa e nivelada.
- Asse no forno até ficar marrom-dourado – aproximadamente 12 minutos. Se você preferir que a barra fique crocante ao invés de "puxa-puxa", asse por aproximadamente 15 minutos.
- Tire do forno e deixe esfriar.
- Quando estiver frio corte em quadrados e guarde em um recipiente a vácuo.

O diabetes e o mal-estar

A necessidade que o seu filho tem de insulina pode ser alterada se ele não estiver passando bem, mesmo que seja apenas com um resfriado ou febre. Isto se deve à necessidade natural do organismo de combater as doenças. É comum supor que se uma criança não está bem e perdeu o apetite então será necessário aplicar menos insulina. Este não é o caso; quando a criança não está bem, talvez seja necessário aplicar ainda mais insulina para evitar a hiperglicemia e a provável cetoacidose diabética.

Febre

A febre é um dos mecanismos de defesa do organismo contra um vírus ou bactéria causador de uma infecção, como, por exemplo, um resfriado, e que provavelmente não sobreviveria em um ambiente mais quente. A febre aumenta a liberação do cortisol, hormônio do estresse. Uma das ações do cortisol é aumentar os níveis da glicose no sangue. Nas pessoas que não tem diabetes, o pâncreas automaticamente libera mais insulina para confrontar os efeitos dos hormônios responsáveis pela elevação da glicose.

Portanto, se uma criança está com algum tipo de infecção, precisa de mais insulina para evitar a hiperglicemia. No entanto, geralmente, quando uma criança está com febre ou não está se sentindo bem, tende a comer menos. Como sempre a necessidade de mais insulina deve ser equilibrada com o fato de a criança estar comendo menos – pois uma grande dose de insulina pode causar hipoglicemia. Recomenda-se aplicar as quantidades normais de insulina durante o dia, verificando frequentemente os níveis de glicose no sangue e cetonas na urina, caso seja necessário aumentar as doses da insulina. Tente oferecer lanches regulares que envolvam carboidratos. Não se esqueça de incentivar seu filho a beber muitos líquidos e tomar paracetamol (a composição sem açúcar!) para reduzir a temperatura.

Vômito e gastroenterite

As crianças, principalmente as pequenas, podem vomitar quando estão com febre ou com qualquer outra infecção. O vômito também pode ser o sinal de uma infecção no estômago ou no sistema digestivo; quando ocorre o vômito com diarreia chamamos de gastroenterite. Assim como nas outras infecções, nesta ocasião aumenta a necessidade de insulina.

É importante lembrar que o mal-estar, as náuseas ou o vômito também podem ser sinais de insuficiência de insulina e cetoacidose. A hipoglicemia também pode causar mal-estar. Se o seu filho começar a vomitar, verifique os níveis da glicose no sangue e a urina para cetonas. Os altos níveis de glicose no sangue e cetonas urinárias indicam deficiência de insulina. Os baixos níveis de glicose no sangue e cetonas urinárias indicam que a alimentação não foi suficiente.

É necessário aplicar insulina, porém também é necessário ingerir glicose para evitar a hipoglicemia. No caso de vômito a criança pode não aceitar os alimentos ou mesmo um grande copo de suco. Ofereça pequenas quantidades de bebidas doces como sucos, ou lanches com maior frequência. Se o seu filho estiver com diarreia e vômito ele pode não estar absorvendo a glicose das comidas e das bebidas, e por isto a dose da insulina tem que ser reduzida. Teste o nível da glicose e teste a urina regularmente e ajuste a insulina e os lanches conforme necessário.

Se a criança estiver vomitando tão regularmente que possa ficar desidratada, se a sua temperatura não puder ser controlada com o paracetamol, ou se os níveis da glicose no sangue ou cetonas urinários permanecerem elevados ou em elevação apesar da insulina, ou se a criança já teve um episódio de hipoglicemia que não pode ser corrigido em casa, você deverá procurar um hospital. Pode ser necessário dar continuidade ao tratamento de insulina e glicose através do soro.

Cirurgias

Qualquer tipo de cirurgia, mesmo que pequena, como a extração de um dente, causa estresse ao corpo e pode elevar as necessidades de insulina. Você sempre deverá informar ao médico ou dentista que o seu filho tem diabetes.

Se o seu filho precisar tomar anestesia geral será necessário um jejum de seis horas antes da operação. Isto pode ser um problema para as pessoas com diabetes, e por isso ele provavelmente será o primeiro da lista para operar pela manhã.

Vacinações

As crianças com diabetes devem ser vacinadas de acordo com o programa de imunização nacional.

Perguntas frequentes

- *Meu filho está com dores de garganta e febre e não quer comer. Quanto devo aplicar de insulina?* Comece aplicando a mesma dose normal de insulina. O seu filho necessita de mais insulina devido aos efeitos da doença, mas isto deve ser equilibrado com o fato de estar comendo menos, portanto a quantidade normal de insulina é um bom começo. Verifique a glicose do sangue regularmente e ajuste as doses da insulina conforme necessário. Ofereça lanches regulares e muitos líquidos.
- *Devo aplicar mais ou menos insulina quando o meu filho estiver vomitando?* É necessário verificar os níveis da glicose no sangue e das cetonas urinárias antes de decidir a quantidade de insulina a ser aplicada. O vômito pode ser sinal de uma infecção ou de deficiência de insulina. Se o nível da glicose no sangue estiver elevado e existirem cetonas urinárias, é bem provável que o vômito esteja sendo causado por uma infecção e o seu filho não esteja absorvendo glicose suficiente dos alimentos (antes de vomitá-los). Se este for o caso, você deverá oferecer lanches doces com frequência e sucos de fruta reduzindo a dose da insulina aplicada para evitar a hipoglicemia. Verifique os níveis da glicose no sangue e as cetonas urinárias frequentemente.
- *Quando é preciso ir para o hospital?* Faça contato com a sua equipe de controle do diabetes sempre que precisar de ajuda; se eles não estiverem disponíveis, você deverá ir ao hospital mais próximo ao perceber que a situação está fugindo ao seu controle. Também será necessário ir para o hospital quando os níveis da glicose no sangue estiverem subindo, se o seu filho ainda tiver cetonas após a aplicação de insulina extra, ou se o seu filho passar muito mal com os altos níveis da glicose no sangue. Se estiver vomitando com tanta frequência ou de forma contínua a ponto de se tornar desidratado ou se a sua temperatura não voltar ao normal com o uso do paracetamol, você também deverá procurar um hospital. Nunca assuma que seu filho está doente demais para ir ao médico. Se você estiver preocupado e perceber que está perdendo o controle do diabetes, busque ajuda e dirija-se ao hospital.

7

Emergências do diabetes: hipoglicemia e hiperglicemia

Hipoglicemia

Hipoglicemia é o termo médico utilizado para definir o baixo nível de glicose no sangue que causa o mal-estar. Geralmente o paciente pode comer mais, ou o corpo liberar mais glicose dos seus estoques para trazer os níveis de volta ao normal. No entanto, se os níveis baixarem muito há o risco de convulsões e perda de consciência, pois o cérebro necessita de glicose para funcionar adequadamente. Portanto é importante reconhecer os sintomas da hipoglicemia no estado inicial quando podem ser tratados facilmente. Atualmente não há informações sobre danos causados no cérebro pela hipoglicemia.

Quais são os sintomas da hipoglicemia?

Nem todas as pessoas apresentam os mesmos sintomas com os mesmos níveis de glicose no sangue. Algumas são mais sensíveis, ou estão mais atentas aos seus sintomas quando atingem um nível mais elevado de glicose no sangue do que outras. O corpo libera hormônios do tipo da adrenalina para aumentar a glicose no sangue, e esta adrenalina causa alguns sintomas da hipoglicemia como a tremedeira (sintomas autonômicos ou adrenérgicos). Outros sintomas estão relacionados aos efeitos que o baixo nível de glicose no sangue causa no cérebro, impedindo o seu funcionamento adequado (sintomas neuroglicopênicos).

Os sintomas podem ser:

- sensação de fome ou mal-estar;
- palidez;
- taquicardia;
- tremedeira;

78 Emergências do diabetes: hipoglicemia e hiperglicemia

- suor, frio e úmido;
- sensação de calor;
- sensação de ansiedade;
- irritabilidade;
- dormência nos lábios ou dedos;
- fraqueza;
- tonteira;
- comportamento anormal;
- dificuldade de concentração;
- confusão ou dificuldades de memória;
- visão turva ou duplicada;
- problemas auditivos, como se todos os sons fossem abafados ou muito distantes;
- dores de cabeça;
- sensação de cansaço ou tonteira;
- dificuldades com a fala;
- dificuldades de locomoção ou coordenação;
- convulsões;
- perda de consciência.

Nem todo mundo tem todos estes sintomas. A lista é longa e assustadora, porém lembre-se de que ela apresenta os sintomas da hipoglicemia causada pelo nível potencialmente baixo, bem como os sintomas mais comuns de uma hiperglicemia facilmente tratável. As convulsões geralmente não ocorrem antes do nível da glicose no sangue chegar próximo de 18 mg/dL.

O organismo reage à hipoglicemia produzindo primeiramente os hormônios que elevam o nível de glicose no sangue. Estes hormônios produzem os sintomas autonômicos e por isso é mais provável que ocorram primeiro. Estes sintomas são: palidez, suor frio e taquicardia. O cérebro não produz sintomas (tais como a dificuldade de concentração ou a tonteira) até que o açúcar do sangue atinja o seu nível mais baixo. Assim temos a possibilidade de fazer algo para combater a hipoglicemia comendo alguma coisa enquanto há tempo. Quanto mais baixo estiver o açúcar do sangue, menos o cérebro poderá ajudar nas decisões, portanto menos capaz de se autoajudar. Por este motivo é tão importante que você, o seu filho ou qualquer outra pessoa tenham condições de reconhecer os sintomas da hipoglicemia o mais cedo possível.

Emergências do diabetes: hipoglicemia e hiperglicemia

As crianças em quadro de hipoglicemia são mais prováveis de sofrerem alterações comportamentais do que os adultos. Você perceberá sintomas de palidez e suor além de irritabilidade e propensão ao choro. A criança pode não conseguir dizer como se sente, e o resultado pode aparentar pirraça ou melancolia.

O tempo que a criança leva para reconhecer os sintomas da hipoglicemia depende de quão acostumada ela está aos sintomas, ou se ela está ou não envolvida em alguma atividade de concentração. O reconhecimento também depende dos níveis recentes da glicose no sangue. Se os níveis têm estado mais altos do que o normal, os sintomas são experimentados em um nível mais elevado, mesmo quando o açúcar do sangue ainda se encontra dentro dos limites normais. Isto acontece porque se o nível da glicose no sangue esteve em torno de 126 mg/dL nos últimos dias, uma queda para 90 mg/dL será reconhecida pelo organismo como significativa. Ao contrário, se nos últimos dias o nível de glicose no sangue esteve baixo, o organismo se ajusta e não produz sintomas até que o nível fique muito mais baixo, por exemplo, se a glicose ficar em torno de 81 mg/dL durante alguns dias, é possível não desenvolver os sintomas até o nível de 54 mg/dL. Finalmente, algumas crianças apresentam sintomas de hipoglicemia mesmo quando a glicose do sangue está elevada. Pode ser difícil distinguir os sintomas da hipoglicemia e da hiperglicemia. Quando ocorre a hiperglicemia no diabetes as células reagem como se estivessem passando por um período de privação, já que não possuem insulina para permitir a glicose entrar nas células. Pode ser difícil, principalmente nas crianças muito pequenas, diferenciar entre a fome da hipoglicemia e a reação do organismo à hiperglicemia. A verificação do nível de glicose no sangue pode ajudá-lo a entender qual dos dois casos está ocorrendo.

Quando devo verificar a glicose no sangue para constatar hipoglicemia?

Você deverá verificar a glicose no sangue sempre que seu filho não estiver se sentindo bem, quando estiver estranho, ou tiver qualquer um dos sintomas acima. A princípio você poderá achar que está fazendo testes para hipoglicemia com muita frequência, principalmente na fase do ajuste do tratamento. Contudo, é melhor verificar mais vezes do que o necessário para não deixar de perceber um episódio de hipoglicemia, já que a necessidade do tratamento é imediata. Com o passar do tempo, será mais fácil reconhecer os sintomas particulares do seu filho de hipoglicemia.

Qual é o nível da glicose no sangue que constata a hipoglicemia?

Se o limite "normal" da glicose é entre 72 e 117 mg/dL, você pode considerar que qualquer resultado abaixo de 72 mg/dL é hipoglicemia. Nas pessoas sem diabetes, os sintomas da hipoglicemia são desenvolvidos no nível de glicose de aproximadamente 54 mg/dL. Conforme mencionado acima, o nível abaixo do qual o seu organismo desenvolve os sintomas de hipoglicemia depende dos seus níveis médios de glicose no sangue. Se você tem um HbA1c elevado poderá desenvolver os sintomas a um nível mais elevado de glicose no sangue do que se você tiver um HbA1c muito baixo.

Lembre-se, se o seu equipamento de testes indicar *low* (baixo), não presuma que o resultado esteja incorreto. Alguns equipamentos param de apresentar resultados quando a glicose do sangue fica abaixo de um determinado nível e passam a apresentar apenas a palavra *low*. Se o seu equipamento apresentar *low* como resultado e o seu filho estiver passando mal, comece a tratar a hipoglicemia.

Por que ocorre a hipoglicemia?

A hipoglicemia ocorre devido a pouca quantidade de alimentos ou muita insulina aplicada. A falta de alimentos pode ser devida à perda de um lanche ou refeição, ou a uma quantidade maior de exercícios físicos, ou mal-estar com vômito ou diarreia.

É possível que você tenha aplicado a injeção em uma nova região com uma absorção mais rápida do que o esperado. Se o seu filho passou recentemente por um episódio de hipoglicemia, ele pode ter usado os seus estoques de glicogênio e está mais suscetível a outros episódios.

O que devo fazer?

O tratamento da hipoglicemia é através da ingestão de glicose! Todos que estiverem envolvidos com alguém que tenha diabetes – a pessoa afetada, seus pais e familiares, professores e amigos – precisam saber como ajudar quando ocorre um quadro de hipoglicemia. Não saia de casa sem um estoque de tabletes de glicose ou gel, um lanche ou uma caixinha com suco. Se o seu filho vai participar de um passeio escolar ou um acampamento com pernoite, ele deverá sempre levar glucagon (veja a seguir). Muitas pessoas têm a ideia errada de que pessoas com diabetes não podem comer nada doce e por isso não terão a iniciativa de açúcar no momento da crise, a não ser que você tenha ensinado de outra forma.

Qualquer forma de glicose, desde o açúcar puro ao carboidrato complexo, pode ser utilizada para elevar a glicose no sangue. É importante lembrar que o organismo somente absorve a glicose quando o alimento chega ao intestino delgado. Portanto, se for necessário elevar rapidamente o nível da glicose no sangue será necessário utilizar o açúcar simples; para elevar o nível da glicose mais lentamente durante um longo período de tempo podemos utilizar um carboidrato mais complexo. Bebidas à base de glicose, ou tabletes de glicose, agem em aproximadamente 15 minutos e uma barra de chocolates leva aproximadamente 30 minutos para agir.

Há vários métodos para ingerir a glicose dependendo do grau da hipoglicemia e do estado físico da criança e sua capacidade de ingestão.

Se o seu filho estiver passando mal, você deverá sempre testar o nível da glicose no sangue já que os sintomas podem nem sempre ser causados pela hipoglicemia. No entanto, se os níveis de açúcar estiverem baixos, seu filho precisará comer algo doce, como um tablete de glicose, ou beber uma bebida energética que contenha glicose. É preferível não compensar demasiadamente comendo muito açúcar, para evitar que os níveis de glicose no sangue se elevem rapidamente. Comece aos poucos e se não houver nenhum resultado em 15 minutos, faça um novo teste e dê algo a mais para ele comer. A quantidade que o seu filho precisa comer dependerá do seu peso. Um tablete médio de glicose contém cerca de 3 g; esta quantidade pode elevar a glicose no sangue de uma criança com aproximadamente 20 kg em 36 mg/dL. Evite também qualquer tipo de exercício, pois isto piora a hipoglicemia.

Seu filho pode ter dificuldades para comer; afinal, o cérebro não está funcionando como deveria. As geleias que contêm glicose, ou mel, podem ser mais facilmente digeridas.

Glucagon

Se a criança estiver muito mal, ou até mesmo inconsciente, talvez seja necessária uma injeção de glucagon. O glucagon pode ser visto como o hormônio oposto da insulina. Ele é liberado quando os níveis de açúcar do sangue estão baixos ajudando o corpo a liberar os seus estoques de glicose do glicogênio no fígado e produzir glicose das proteínas e gorduras, bem como estimular a produção de cetonas. Aplicar uma injeção de glucagon ajuda a provocar estes processos e elevar os níveis da glicose no sangue.

O glucagon é aplicado por uma injeção subcutânea (para maiores informações sobre como aplicar uma injeção, veja o capítulo 4). A dose de

82 Emergências do diabetes: hipoglicemia e hiperglicemia

glucagon é 0,1-0,2 mg por 10 kg de peso corporal. Portanto se o seu filho pesa 25 kg, você precisa aplicar 0,25-0,5 mg de glucagon. Não se preocupe se aplicar uma dose maior de glucagon por engano, pois ele não é perigoso. A injeção leva cerca de 10 minutos para fazer efeito e dura entre 30 minutos a uma hora, o que lhe dará tempo para comer algo. À medida que a injeção de glucagon estimula a produção de cetonas é possível que o seu filho se sinta mal, portanto você deve esperar aproximadamente 30 minutos para lhe dar algo para comer.

As injeções de glucagon nem sempre funcionam. Principalmente quando os estoques de glicogênio já foram utilizados, como acontece nos exercícios físicos, ou não houve chance de reposição devido aos ataques recentes de hipoglicemia. Os efeitos do glucagon também podem ser cancelados se uma dose muito grande de insulina tiver sido aplicada. Nestes casos, dar uma segunda dose pode não fazer efeito e pode gerar um mal-estar ou mesmo vômito, vindo a piorar a situação.

A injeção de glucagon pode precisar ser misturada antes de aplicada. Neste tipo de situação pode ser difícil manter a calma, portanto é interessante praticar o preparo da injeção e a aplicação.

O que acontece se o tratamento não funcionar?

Se o glucagon não funcionar, ou se a criança estiver inconsciente apesar do nível normal da glicose no sangue, chame uma ambulância. Ela pode estar precisando de um tratamento hospitalar com glicose contínua na veia (ou no pior caso, um intumescimento no cérebro que necessite de observação e tratamento). É preferível ser cauteloso a deixar de tratar um caso grave de hipoglicemia.

Instruções para o tratamento da hipoglicemia

- Se possível verifique a glicose do sangue. Se não for possível e a criança apresentar os sintomas, trate como hipoglicemia.
- Se o nível estiver abaixo de 63 mg/dL a qualquer tempo ou entre 63-81 mg/dL e faltar mais de meia hora para a próxima refeição, dê glicose.
- A glicose pode ser digerida em qualquer uma de suas formas, deste tabletes a bebidas, sucos ou bebidas gasosas ou até mesmo o simples açúcar!

- Se a criança estiver com dificuldades para mastigar, experimente bebidas que tenham glicose.
- Se a criança ficar inconsciente ou apresentar um quadro grave de hipoglicemia, aplique uma injeção de glucagon.
- Se a criança não melhorar, ou permanecer inconsciente, chame uma ambulância.
- Se a criança melhorar, é possível que tenha que comer um pouco para conseguir chegar até a próxima refeição e evitar outro ataque de hipoglicemia.

O que acontece após um episódio de hipoglicemia?

Após a hipoglicemia ter sido tratada e os níveis de açúcar no sangue terem voltado ao normal o seu filho deverá se sentir melhor rapidamente. Contudo, pode levar algumas horas para o organismo se recuperar totalmente. É possível que a criança tenha dores de cabeça. É importante calcular o tempo que falta para a próxima refeição e o quanto o seu filho precisará comer para evitar outro episódio de hipoglicemia. Independentemente do tempo que falta para a próxima refeição, o seu filho deverá aguardar por 15 minutos após ter ingerido o tablete de glicose ou a bebida doce antes de comer para dar tempo para a absorção. Se ele comer logo em seguida, o alimento se misturará com a glicose no estômago e impedirá o tablete ou a bebida de glicose de ser absorvido rapidamente. Se faltar menos de uma hora para a próxima refeição, seu filho precisará comer algo pequeno como uma fruta; se faltarem algumas horas, talvez precise de algo mais substancial como um sanduíche.

O fenômeno da recuperação

Durante um episódio de hipoglicemia, o organismo tenta corrigir os níveis da glicose no sangue produzindo diversos hormônios reguladores tal como o glucagon e a adrenalina. Algumas pessoas sentem fome e acabam comendo mais do que o necessário. O fenômeno da recuperação ocorre quando a glicose do sangue se torna mais elevada do que o normal no período após a hipoglicemia, devido aos efeitos destes hormônios e dos alimentos extras. Isto somente ocorre se o paciente não tiver insulina suficiente no sangue para contra-atacar estes hormônios durante este período, portanto não reduza a dose da insulina antes da próxima refeição para tentar evitar que um episódio de hipoglicemia torne a ocorrer.

Hipoglicemia durante a noite

É muito comum se tornar hipoglicêmico durante a noite e algumas pessoas não acordam com os sintomas. Dores de cabeça constantes ao despertar ou pesadelos podem ser sinais de hipoglicemia noturna. O único modo para saber se uma criança tem hipoglicemia noturna é acordá-la durante a noite para fazer um teste de glicose no sangue, a cada duas semanas. O fenômeno da recuperação pode fazer com que o açúcar no sangue pela manhã esteja elevado e com isso você acreditará que o seu filho está precisando de mais insulina à noite, piorando a situação.

A hipoglicemia noturna pode ser causada pelo excesso de insulina antes de dormir, por má alimentação no jantar ou no lanche noturno. Você poderá tentar alterar a dose da insulina ou alterar o lanche noturno por um alimento que libere carboidratos lentamente como os pães integrais ou as barras de amido para garantir que a glicose seja liberada constantemente durante a noite. Se o nível de glicose no sangue do seu filho antes de deitar estiver mais baixo do que o normal, dê a ele algo extra para comer.

Reconhecendo a hipoglicemia

Se o seu filho não estiver se sentindo bem e a glicose do sangue estiver baixa, tente lembrar os sintomas que levaram você a fazer o teste. Se você conseguir identificar os sintomas de hipoglicemia do seu filho, você se tornará mais consciente e capaz de reconhecer o desenvolvimento do quadro glicêmico.

Hipoglicemia assintomática

Isto significa que o paciente está com a glicose baixa no sangue sem qualquer sintoma autonômico de advertência, podendo ocorrer quando os níveis de glicose estiverem normalmente no limite inferior do normal ou quando ocorrem episódios de hipoglicemia frequentes. Também pode ocorrer quando o paciente tem diabetes há muitos anos e o organismo começa a liberar uma quantidade menor de adrenalina quando os níveis da glicose no sangue estão baixos. Como a adrenalina é responsável pelos sintomas autonômicos como a palidez e a tremedeira, algumas pessoas não apresentam nenhum sintoma que seja facilmente identificado e podem desenvolver a hipoglicemia assintomática. Este fator aumenta o risco de um quadro de hipoglicemia grave já que sem a presença dos sintomas, pode não ser possível reconhecer os níveis baixos da glicose no momento em que poderia ser tratada facilmente.

Se você sabe que o seu filho tem hipoglicemia assintomática precisa tentar reestruturar o seu relógio biológico hipoglicêmico. Evite deixar que o nível de açúcar baixe por algumas semanas, mesmo que isto signifique aceitar níveis de glicose no sangue mais elevados do que você gostaria. Com o passar do tempo, a resposta do organismo à hipoglicemia será reestruturada e a criança passará a desenvolver os sintomas de hipoglicemia em um nível mais elevado do que anteriormente, permitindo que você trate a baixa glicose no sangue de forma adequada.

Hiperglicemia e cetoacidose diabética

Hiperglicemia é o termo utilizado para os níveis de glicose mais elevados do que os limites normais, ou seja acima de 126 mg/dL antes das refeições. O corpo tenta liberar o excesso de glicose na urina. A hiperglicemia pode apresentar sintomas ou não. Provavelmente a única forma de verificação é através de um monitor de glicose no sangue.

Se os níveis de glicose no sangue estiverem elevados devido à deficiência de insulina, as células não poderão acessar os altos níveis de glicose, passando a responder como se estivessem famintas. O organismo tenta liberar o máximo de glicose possível para se manter funcionando, sem perceber que os níveis da glicose já estão elevados no sangue. Com isso o corpo libera mais glicose a partir do glicogênio do fígado, e quebra as proteínas, como as dos músculos. Os estoques de gordura também são utilizados para liberar glicose, os componentes da gordura são quebrados se transformando em glicerol e ácidos gordos livres. O glicerol é a seguir convertido em glicose e os ácidos graxos livres convertidos em cetonas. As cetonas podem ser usadas em substituição à glicose como combustível para o cérebro. Porém, como ainda não há insulina, as células simplesmente não podem acessar a glicose, portanto a situação prossegue com os níveis de glicose do sangue aumentando, assim como a produção de cetonas.

As cetonas são importantes, pois tornam o sangue mais ácido do que o normal, podendo afetar todo o corpo. Do mesmo modo que o corpo só pode funcionar dentro de um limite de temperaturas, com o volume correto de água e glicose no sangue, o corpo só funciona quando possui um determinado nível de acidez. A acidez é descrita pelo pH: um pH baixo significa acidez, e um pH elevado significa alcalinidade (o oposto da acidez). O organismo funciona melhor quando o pH está quase neutro.

86 Emergências do diabetes: hipoglicemia e hiperglicemia

Sintomas possíveis de hiperglicemia
- idas frequentes ao banheiro para urinar, inclusive à noite (poliúria);
- sede (polidipsia);
- boca e pele secas da desidratação devido à urinação frequente;
- coceira na pele ou nos órgãos genitais;
- cansaço;
- visão turva.

A visão turva da hiperglicemia não é a mesma das complicações causadas pelo diabetes a longo prazo (veja o capítulo 8, "Complicações a longo prazo e doenças associadas"). Conforme os níveis de glicose nas células das lentes aumentam, as células também tentam absorver a água fazendo com que as lentes inchem. Este inchaço altera o formato das lentes dos olhos fazendo com que a visão fique turva, do mesmo modo como se as lentes dos óculos tivessem o seu formato alterado. Quando os níveis da glicose no sangue voltam ao normal a visão também volta ao normal.

Sintomas de cetoacidose diabética
- sensação de mal-estar constante e/ou cansaço;
- náusea e vômito;
- dores na barriga ou no peito;
- hálito adocicado (descrito como aroma de pera, maçã);
- respiração pesada ou problemas com a respiração;
- fraqueza;
- quando a situação se agrava, pode ocorrer tonteira ou sonolência, eventualmente resultando em coma – ou perda de consciência.

Lembre-se de que com o aumento dos níveis da glicose no sangue, mais glicose é liberada com os líquidos do organismo, fazendo com que o paciente se sinta com sede e precise beber mais água para evitar a desidratação. Se um paciente não tiver condições de ingerir líquidos pode passar mal rapidamente, pois os líquidos são necessários para descartar as cetonas. Sem a ingestão de líquidos, os níveis podem se elevar rapidamente. O vômito é constantemente um dos primeiros sinais de deficiência de insulina e cetoacidose. É possível que o seu filho possa ter uma simples bactéria estomacal, mas assim mesmo recomendamos que você faça os testes abaixo, ou ligue para a sua equipe de controle do diabetes, ou para o seu médico.

Por que ocorre a hiperglicemia e como pode ser evitada?

A hiperglicemia e a cetoacidose ocorrem devido à deficiência de insulina conforme descrito acima, e somente no diabetes do tipo 1. Como é devido à deficiência de insulina, pode ocorrer em qualquer situação que não haja insulina suficiente, por exemplo, se você se esquecer de aplicar uma injeção. Geralmente acontece quando há necessidade de uma quantidade maior de insulina do que o normal, por exemplo, durante a puberdade ou uma doença (veja o capítulo 5, "O tratamento do diabetes").

A cetoacidose é mais comum de ocorrer quando utilizamos injeções regulares de insulina de rápida ou de curta ação, ou uma bomba de insulina, sem utilizar a insulina de longa ação do tipo basal ou a intermediária. Com isso não sobram estoques de insulina no organismo conforme deveria haver com o tipo de insulina de ação mais prolongada, aumentando o risco de cetoacidose.

Nem sempre a cetoacidose é desenvolvida com a hiperglicemia. Como há insulina, as células têm acesso a alguma glicose no sangue e não começam o processo que leva a cetoacidose. Por este motivo não é possível prever em qual nível da glicose no sangue ocorre a cetoacidose.

A hiperglicemia e a cetoacidose diabética podem ser evitadas através do bom controle dos níveis de glicose no sangue.

Que testes devo fazer?

Ao testar a glicose do sangue você saberá se o seu filho está hiperglicêmico, e um exame de urina pode dizer se ele está com cetoacidose. Se houver glicose na urina, porém não houver cetonas, ele está simplesmente com hiperglicemia; se houver tanto glicose quanto cetonas na urina, ele está com cetoacidose.

Como administrar a hiperglicemia e a cetoacidose?

Se o seu filho apresentar um resultado elevado de glicose no sangue sem a presença de cetonas e sem estar passando mal, ele apenas está com hiperglicemia, que pode ser tratada com doses extras de insulina dependendo de quanto tempo falta para a próxima dose de insulina. Por exemplo: se a hiperglicemia ocorrer no início da tarde e a próxima refeição e dose de insulina não estiverem programadas para as próximas horas, pode ser aplicada uma pequena dose de insulina de rápida ou curta ação para durar até a próxima dose. Se a hiperglicemia ocorrer imediatamente antes da refeição, é possível aumentar a dose de insulina de antes da refeição.

Uma pessoa com hiperglicemia e cetonas no sangue ou na urina tem deficiência de insulina. Portanto você pode aplicar uma insulina de curta ação ou rápida. Se após duas horas o nível de glicose permanecer elevado ou subir ainda mais, ou se a pessoa ainda tiver cetonas no sangue ou um aumento de cetonas na urina, ou começar a passar mal, ela deverá ser levada ao hospital para a continuidade do tratamento.

O tratamento hospitalar para a cetoacidose diabética envolve a hidratação com o soro fisiológico, a insulina de ação rápida no nível apropriado, e a correção do potássio. Também serão realizados exames constantes de sangue e de urina, bem como investigações para encontrar qualquer causa como uma infecção. O tratamento pode levar algumas horas ou dias já que não é recomendável baixar o nível de glicose no sangue rapidamente; esta operação é realizada lentamente para evitar outras complicações.

Coma hiperosmolar não cetótico

O coma hiperosmolar não cetótico (CHNC) é uma doença relacionada com a hiperglicemia grave do diabetes do tipo 2. Neste caso as cetonas não são produzidas, porém os elevados níveis de glicose no sangue e a desidratação resultam em letargia e eventualmente coma. Esta doença não é comum e deve ser tratada no hospital com soro intravenoso.

8

Complicações a longo prazo e doenças associadas

É muito comum ter ciência e medo das complicações que o diabetes pode apresentar a longo prazo. As pessoas dizem que "Se você tem diabetes, ficará cego", "Você acabará com uma deficiência renal fazendo diálise" ou "Seus dedos do pé serão amputados". Felizmente os cuidados com o diabetes em nossa época estão muito melhores do que eram antigamente, com o desenvolvimento de diversos tipos de insulina e regimes diferentes de tratamento. O bom controle dos níveis da glicose no sangue reduz o risco de complicações futuras, e por isso o diabetes deve ser monitorado com a máxima atenção sem permitir episódios regulares de hipoglicemia grave.

Não é provável que uma criança ou adolescente já esteja no ponto de sofrer complicações. No entanto, é importante aprender sobre as possíveis complicações, para evitar ao máximo que ocorram no futuro. Também é importante estar bem informado evitando que você ou o seu filho se assustem com os rumores ou histórias exageradas.

O diabetes pode apresentar complicações a curto e a longo prazo que são fatores de risco para o desenvolvimento de outras doenças.

Por que ocorrem as complicações a longo prazo?

Atualmente não sabemos por que ocorrem as complicações a longo prazo, ou por que afetam algumas pessoas e outras não. O que sabemos é que a probabilidade das complicações está relacionada ao elevado nível de glicose por um longo tempo (e, portanto, níveis elevados de HbA1c). O risco de complicações também aumenta com o tempo.

A maioria das células do corpo não consegue responder à glicose no sangue a não ser que a insulina esteja presente. No entanto, determinadas células podem extrair a glicose da corrente sanguínea e utilizá-la sem a insulina e podem ser prejudicadas pelos níveis elevados da glicose. Estas células podem estar no cérebro ou no sistema nervoso, nos rins, nas paredes dos vasos sanguíneos, na retina do olho e nas células vermelhas. Portanto, nestas células, a concentração de glicose está relacionada com a concentração da glicose no sangue. Quando os níveis da glicose no sangue estão elevados, a concentração de glicose dentro destas células também fica elevada.

Isto ocorre porque, mesmo sem diabetes, em alguns momentos a produção de insulina é descontinuada ou reduzida a quase nada, como, por exemplo, nos períodos de jejum. Nesta situação, apenas as partes mais importantes do corpo – como o cérebro – são capazes de utilizar o estoque limitado de glicose no sangue sem precisar da insulina. Isto permite que o corpo continue a funcionar mesmo sem alimentação.

No diabetes, a não ser que a insulina seja aplicada, o nível de glicose no sangue se eleva continuamente à medida que o corpo tenta aumentar ainda mais os níveis da glicose. Os elevados níveis da glicose provocam a elevação dos níveis de glicose em determinadas células que não necessitam de insulina, e a glicose se liga a outras substâncias causando prejuízos. Acredita-se que estes prejuízos sejam responsáveis pelas doenças causadas pelo diabetes ao longo do tempo.

As complicações *não* são diretamente causadas pela ingestão de doces ou bolos. Os doces por si só não causam as complicações do diabetes; estas complicações são fruto de altos níveis de glicose no sangue, por longos períodos, devido ao mau controle do diabetes.

Complicações nos pequenos vasos sanguíneos

As células nas paredes dos vasos sanguíneos (tubos que transportam o sangue através do corpo) podem usar a glicose sem precisar de insulina. Após longos períodos de glicose elevada no sangue, a glicose se acumula nas células das paredes dos vasos endurecendo os vasos. A glicose também se acumula nas células vermelhas do sangue, que se tornam rígidas e começam a ter dificuldades para passar pelos vasos finos (capilares). Neste caso, os tecidos que são supridos por estas células podem não conseguir o oxigênio necessário para o seu funcionamento.

Nervos: neuropatia diabética

O termo médico para as complicações do diabetes que afetam os nervos é "neuropatia diabética". O sistema nervoso é repleto de fibras finas e longas, compostas por células nervosas, e dividido em duas partes – o sistema nervoso autonômico e o somático. O sistema nervoso autonômico controla os batimentos cardíacos, a pressão sanguínea, o sistema digestivo e o sistema urinário sem que você precise se preocupar. O sistema somático transmite as informações da pele ao cérebro, tais como: temperatura, toque ou dor. Estes dois sistemas podem ser afetados pelo diabetes. O dano aos nervos pode ser causado pelo efeito direto dos elevados níveis de glicose nos nervos, mas também pode ser devido à redução do fornecimento de oxigênio aos nervos pelos pequenos vasos sanguíneos. Os nervos longos são os que mais correm riscos. Os nervos são cobertos por uma proteção que ajuda a transmitir impulsos pelo nervo; quando esta proteção é danificada reduz a velocidade dos impulsos. Com a redução das sensações, aumenta o risco de infecção à medida que não percebemos e não cuidamos dos ferimentos.

Sintomas

A neuropatia sensorial afeta os nervos que transmitem as sensações como o toque ou o sentido da vibração. Como os nervos longos são os primeiros a serem afetados é mais provável que você tenha os sintomas nos dedos dos pés, nos pés ou nos dedos das mãos. Quando o caso é grave pode começar a se espalhar por outras partes do corpo. Os nervos responsáveis pela sensação do toque são afetados em primeiro lugar e com isso há a perda nestas áreas de sensibilidade, e a dormência e o formigamento podem aparecer. Também é possível que a sensação de dor seja reduzida. Isto significa que se você se cortar ou pisar em algo, você poderá não perceber e com isso aumentar o risco de infecção por não estar ciente do ferimento. Isto acontece com mais frequência nos pés: o diabetes pode fazer com que os pés suem menos do que o normal tornando a pele dos pés muito ressecada e rachada, podendo levar à formação de feridas.

A neuropatia motora é quando os nervos do sistema motor, que permitem a ativação dos músculos e do movimento, são afetados. Esta neuropatia pode causar a fragilidade muscular.

O sistema nervoso autonômico também pode ser afetado (neuropatia autonômica) apesar de ser menos comum. Os sintomas podem ser esvaziamento lento do estômago, constipação ou diarreia, tontura ao levantar rapidamente, ou dificuldades para esvaziar a bexiga de modo correto.

Como tratar e evitar a neuropatia diabética?

O bom controle do diabetes é o melhor tratamento para a neuropatia. Se você achar que está desenvolvendo uma neuropatia, entre em contato com o seu médico. Como os pés são a região mais provável para desenvolver a perda da sensibilidade, também têm o maior risco de desenvolverem uma infecção. Portanto é importante manter uma boa higiene e o bom cuidado dos pés. Os pés devem ser limpos normalmente e inspecionados para verificar a existência de cortes; as unhas devem ser cortadas rentes. Seu filho deve usar sapatos do tamanho certo para evitar as bolhas e não passar muito tempo descalço já que ele não perceberá se pisar em algo que o machuque. As verificações e os cuidados regulares fazem parte dos tratamentos médicos.

Olhos: retinopatia diabética

A retina é a área ao fundo do olho onde a luz e as imagens vistas pela pupila são convertidas em sinais nervosos para serem levadas ao cérebro onde são convertidas de volta em imagem para que possamos "ver". As alterações no diabetes afetam a retina.

Os primeiros sintomas são pequenos inchaços nos capilares dos olhos que se tornaram rígidos devido ao elevado nível de glicose. Isto é conhecido como microaneurisma e não há registro que cause qualquer problema à visão. No entanto, o microaneurisma pode ser um sinal de alerta. Se os níveis da glicose no sangue continuarem elevados, as mudanças podem progredir e piorar. Os capilares se tornam tão rígidos que ficam bloqueados interrompendo o fornecimento de oxigênio e glicose para algumas áreas do olho. Com isso o olho tenta produzir mais vasos sanguíneos para substituir os bloqueados. Estes novos capilares são muito frágeis e podem se romper facilmente causando sangramento. Quando os novos vasos sanguíneos são formados e há um sangramento constante, é possível que ocorra um dano à visão. Nos estágios iniciais não há sintomas e talvez você não perceba que está desenvolvendo a retinopatia.

Outro problema nos olhos que pode ocorrer devido ao diabetes é o risco mais elevado de catarata (visão turva que pode necessitar cirurgia) ou glaucoma (pressão elevada no olho frequentemente tratada com medicamento).

A visão turva também pode ocorrer na hiperglicemia ou quando os níveis da glicose no sangue estão alterando rapidamente, como logo após uma diagnose. Esta visão turva não é permanente (apesar de poder durar alguns dias ou até semanas) e não é o mesmo que retinopatia diabética (veja o capítulo 7, "Emergências do Diabetes"). Por este motivo, os olhos devem ser verificados quando a glicose do sangue estiver estável, caso contrário você poderá achar que o seu filho necessita de uma receita nova!

Como tratar e prevenir a retinopatia diabética?

O bom controle da glicemia pode não apenas prevenir a retinopatia como também regredir a retinopatia nos seus estágios iniciais. É importante descobrir qualquer alteração o mais cedo possível.

A retinopatia em seu estágio inicial não exige qualquer tratamento além de o melhor controle possível da glicose no sangue. Se novos vasos sanguíneos começarem a ser desenvolvidos nos olhos (retinopatia proliferativa), podem ser combatidos com tratamento a *laser*.

Rins: nefropatia diabética

Um dos papéis dos rins é se livrar de produtos descartáveis (ureia) contidos na urina e manter o equilíbrio correto da água e sais minerais. Se você estiver desidratado, os rins preservam a água para o corpo e você não produz muita urina; o que você produz é muito concentrado. Por outro lado, se você tiver muito líquido no organismo, os rins produzem muita urina fraca para manter o correto equilíbrio de água.

Os pequenos vasos sanguíneos dos rins podem ser danificados por longos períodos de nível elevado de glicose no sangue. Os vasos sanguíneos podem começar a vazar pequenas quantidades de proteína na urina, o que chamamos de microalbuminuria. Se os danos se agravarem e os vasos começarem a vazar mais, maior será a quantidade de proteína liberada na urina (proteinuria). Isto causa um problema de pressão sanguínea elevada, entre outros. Os rins perdem a capacidade de controlar o equilíbrio dos líquidos no corpo de forma adequada podendo causar inchaços, geralmente nos tornozelos e nos pés. O corpo também pode não conseguir se livrar dos resíduos da ureia, que pode também causar problemas. Se a doença não for tratada, é possível evoluir para uma insuficiência dos rins.

Como prevenir e tratar a nefropatia diabética?

Novamente, o bom controle da glicose no sangue evita o desenvolvimento da nefropatia diabética podendo inclusive reverter um quadro inicial de microalbuminuria. As normas recentes indicam que as crianças devem ser examinadas para microalbuminuria através de um exame de urina anual, a partir dos 12 anos de idade. Quando a microalbuminuria se apresenta, é utilizado um medicamento oral da classe dos inibidores ACE (inibidor *angiotensin-converting enzyme*, como o enalapril). Estes medicamentos são utilizados no controle da pressão alta, mas também são benéficos no caso da nefropatia diabética mesmo que a sua pressão sanguínea seja normal.

Você somente deverá limitar a quantidade de proteína em sua dieta se isto for recomendado pela sua equipe médica, já que a proteína é uma parte importante da sua dieta. Por fim, se a nefropatia for grave e não puder ser tratada através dos medicamentos orais, então pode ser necessário iniciar a diálise.

Complicações nos grandes vasos sanguíneos

Os grandes vasos sanguíneos também podem ser afetados por longos períodos de níveis elevados de glicose no sangue. Os vasos podem se tornar rígidos e endurecidos com estreitamentos causados por bloqueios, ou simplesmente ficarem bloqueados (arteriosclerose). O diabetes aumenta o risco de arteriosclerose. Outro fator de risco para a arteriosclerose é a pressão alta ou ter algum parente próximo com um histórico de problemas cardíacos. A arteriosclerose e o diabetes aumentam o risco de doenças cardíacas, como a angina, a parada cardíaca ou o enfarte. Os grandes vasos sanguíneos que transportam o sangue para diversas partes do corpo, como as pernas, também podem ser afetados (doença vascular periférica) fazendo com que as pernas não recebam a quantidade de sangue necessário. Isto pode causar problemas sérios como dores na panturrilha ao caminhar ou feridas nas pernas e pés.

Como prevenir e tratar as complicações nos grandes vasos?

Conforme dito anteriormente, o controle rigoroso da glicose no sangue reduz os riscos. Também é possível reduzir o risco adotando uma dieta que evite o colesterol e outras gorduras além do cigarro. Isto também ajuda a manter o seu peso, reduzindo o risco de pressão alta. Os exercícios físicos regulares também reduzem o risco. Recomenda-se que as crianças com diabetes passem por exames de pressão sanguínea uma vez por ano após os 12 anos. A pressão alta e os níveis elevados de colesterol podem ser tratados com medicação oral, e os problemas cardíacos com medicação e cirurgia.

Distúrbios musculoesqueléticos

O sistema dos músculos esqueléticos (ou estriados) é composto pelos ossos do esqueleto, músculos e tecidos de ligação como os tendões e ligamentos. Os tecidos de ligação são compostos pela substância conhecida como colágeno. No diabetes, os altos níveis de glicose no sangue fazem com que a glicose se ligue ao colágeno endurecendo os tecidos de ligação. Isto pode acarretar problemas nas juntas. Um problema comum nas juntas é a "mobilidade limitada das juntas" (LJM). As juntas das mãos e dos pulsos são geralmente as mais afetadas; por exemplo, o portador de LJM pode não conseguir unir as mãos como para rezar já que os dedos não conseguem ser dobrados. O LJM é associado às complicações dos pequenos vasos causadas pelo diabetes. Outras doenças musculoesqueléticas que podem ser causadas pelo diabetes são a síndrome do túnel carpal e ombros congelados. O tratamento de algumas doenças musculoesqueléticas é realizado através de comprimidos analgésicos anti-inflamatórios, fisioterapia e injeções com esteroides na junta para reduzir a inflamação (estas injeções podem elevar os níveis da glicose no sangue nas próximas 24 horas). Ocasionalmente é necessário submeter o paciente à cirurgia.

Complicações nas mamas

É raro contrair complicações nas mamas (mastopatia diabética), e as ocorrências são a partir de uma idade mais avançada. O tecido da mama pode se tornar muito rígido e duro, podendo chegar a formar nódulos. Estes nódulos não significam câncer de mama. Toda mulher deve examinar as mamas regularmente na busca por nódulos e qualquer nódulo encontrado deve ser examinado o mais rápido possível por seu médico para poder excluir o câncer da mama.

Por fim, lembre-se de que este capítulo é apenas informativo e não tem a intenção de lhe assustar ou fazer pensar que todas estas complicações ocorrerão a não ser que o diabetes seja descontrolado por muito tempo. Sem este conhecimento você pode não dar a atenção necessária ao seu filho realizando todos os exames que são muito importantes. O bom controle da glicose reduz comprovadamente o risco do desenvolvimento de complicações. Seu filho não precisa *necessariamente* ter maiores complicações só porque tem diabetes, e caso ocorra uma destas complicações não será *necessariamente* na forma mais grave. Com os modernos tratamentos para o diabetes, programas de testes e tratamentos para as complicações, tanto no estágio inicial quanto no estágio avançado, as complicações mais graves estão se tornando menos comuns a cada dia.

Doenças associadas ao diabetes

O diabetes é uma doença autoimune na qual o corpo ataca a si próprio. Se você tem uma doença autoimune é provável que venha a desenvolver outra.

96 Complicações a longo prazo e doenças associadas

Portanto, os pacientes com diabetes são testados regularmente para verificar a existência de outras doenças autoimunes, conforme descrito abaixo. O diabetes também é associado a várias doenças da pele e infecções. As infecções podem ser relacionadas ao diabetes e aos elevados níveis da glicose no sangue ou às complicações causadas pelo diabetes ao longo do tempo.

Doenças autoimunes

Hipotireoidismo

A glândula tireoide fica localizada na frente do pescoço e é responsável pela produção do hormônio da tireoide, que tem inúmeras funções no organismo. Por exemplo, os hormônios da tireoide afetam a taxa metabólica do organismo, o desenvolvimento e o crescimento. Se você desenvolver auto-anticorpos à produção do hormônio da tireoide, os níveis dos hormônios da tireoide ficarão baixos (hipotireoidismo).

Sintomas
- podem não haver sintomas;
- inchaço no pescoço – bócio;
- cansaço ou letargia;
- ganho de peso ou dificuldades para perder peso (mesmo não comendo mais do que o costume, devido às taxas metabólicas reduzidas);
- alterações no humor como depressão;
- intolerância ao frio;
- cabelo fino e ressecado e pele ressecada;
- menstruação ausente ou irregular;
- mais sintomas normais da hipoglicemia, sem precisar de maiores doses de insulina (devido à taxa metabólica reduzida).

Como diagnosticar e tratar o hipotireoidismo?

O hipotireoidismo é diagnosticado através do teste dos hormônios da tireoide no exame de sangue. Recomenda-se que seja feito um exame para hipotireoidismo no momento em que o diabetes é diagnosticado, e a partir deste momento, uma vez por ano. O hipotireoidismo é tratado com medicamentos por via oral repondo o hormônio da tireoide conforme necessário.

Doenças celíacas

Nas doenças celíacas, o organismo ataca o intestino delgado. Estes ataques são iniciados por uma substância contida no trigo, na cevada e no centeio chamada glúten. O intestino delgado é o local onde os nutrientes são absorvidos dos alimentos, e o seu mau funcionamento pode causar problemas. A doença celíaca afeta entre 1 e 3 por cento da população, porém é dez vezes mais comum entre os pacientes com diabetes.

Sintomas

Os sintomas surgem normalmente quando introduzimos cereais na alimentação e podem ocorrer a qualquer idade.

- não ganhar peso conforme o esperado na fase do crescimento;
- falta de apetite;
- distensão abdominal;
- dores na barriga;
- diarreia;
- fezes de cor clara e com odor forte;
- os músculos da perna e das nádegas podem afinar;
- na doença celíaca e no diabetes, como os alimentos não são absorvidos da forma correta, é possível que ocorram mais episódios de hipoglicemia e menor necessidade de insulina.

Como diagnosticar e tratar a doença celíaca?

A doença celíaca é diagnosticada através de testes no sangue em busca dos anticorpos que causam a doença. Recomenda-se que sejam realizados exames para diagnosticar a doença celíaca através do exame de sangue no momento do diagnóstico do diabetes, e a partir deste momento, uma vez a cada três anos.

A doença celíaca é tratada com alimentos sem glúten – uma dieta livre de qualquer alimento que tenha trigo, cevada ou centeio. Os danos causados ao intestino podem ser revertidos através de uma dieta sem glúten. É possível, também, que haja necessidade de receitar complementos vitamínicos. Atualmente já existem no mercado inúmeros alimentos sem glúten.

Infecções

As infecções no diabetes podem ser causadas pela própria doença ou por complicações que surgem ao longo do tempo. As células brancas do sangue fazem parte do sistema imunológico do corpo e combatem as infecções. Quando os níveis de glicose do sangue estão acima de 252 a 270 mg/dL, estas células brancas não funcionam adequadamente, aumentando o risco de desenvolver uma infecção.

As infecções urinárias da bexiga (infecções do trato urinário, ITU) são muito comuns no diabetes. Isto se deve tanto à falta de eficiência das células brancas do sangue, quanto ao fato de que a bactéria precisa de glicose para viver e a urina dos pacientes com diabetes geralmente contém glicose. Os sintomas das infecções do trato urinário podem ser: febre, dor na barriga, diurese mais frequente do que o normal, dores na hora de urinar, urina de cor ou cheiro forte e vômito. Estas infecções devem ser tratadas com antibióticos. Se o seu filho tiver uma infecção no trato urinário antes dos 5 anos de idade, deverá fazer outros exames para verificar a estrutura dos rins e da bexiga. Estes exames começam com uma ultrassonografia, podendo evoluir para outros exames conforme recomendação médica.

A candidíase também é mais comum nos pacientes com diabetes. A candidíase é uma infecção por um fungo que geralmente ocorre nos órgãos genitais; os fungos são atraídos pelos elevados níveis da glicose. É muito comum nas meninas e causa coceira e queimação na vagina e na pele dos órgãos genitais, além de um corrimento espesso e esbranquiçado. As infecções por fungos podem ocorrer com os meninos sob o prepúcio, porém estas infecções são mais raras do que nas meninas. A infecção é tratada com medicamento via oral e/ou cremes de aplicação local.

As infecções também são mais frequentes nas áreas afetadas pela neuropatia diabética. Por exemplo, se você pisar em algo, mas não tiver muita sensibilidade nos pés, é possível que você não perceba o ferimento e não limpe a área de forma adequada. Este fato combinado com o funcionamento precário das células brancas do sangue e elevados níveis de glicose, aumenta o risco do desenvolvimento de uma infecção. Uma infecção que envolve a pele e os tecidos moles é chamada de celulite e pode ser tratada com antibióticos.

Acredita-se que os ferimentos e cortes levem mais tempo para cicatrizar nos pacientes com diabetes, mais uma vez, aumentando o risco de infecções. Nas crianças isto geralmente não acontece já que é improvável que tenham problemas com circulação nos pés ou nas pernas, portanto a cicatrização deve levar o mesmo tempo daqueles que não têm diabetes.

Condições da pele

É comum sentir coceiras na pele quando os níveis da glicose estão elevados; isto acontece porque há perda excessiva de água na urina assim como de glicose. Com isso a pele fica ressecada, provocando a coceira.

Vitiligo é uma doença autoimune na pele que faz com que algumas regiões da pele percam a cor (pigmentação) tornando as regiões esbranquiçadas.

Os tratamentos incluem cremes esteroides, além do uso de protetores solar com fatores elevados sobre as manchas brancas para evitar a queimadura. É possível fazer um tipo de tatuagem para que a região fique de cor parecida com o restante da pele.

Uma doença rara chamada necrobiose lipoídica diabeticorum ("LND") pode ser apresentada a partir dos 30 ou 40 anos, causando erupções cutâneas com coloração vermelha amarronzada. Atualmente não conhecemos as razões para a ocorrência desta doença, mas pode ser uma doença autoimune. Uma erupção vermelha amarronzada surge na perna. Ainda não foi desenvolvido um bom tratamento para LND, e as recomendações geralmente envolvem os cremes esteroides e terapia suave.

Os pacientes com diabetes do tipo 2 podem desenvolver uma doença de pele chamada acantose nigricans. Nesta doença a pele de algumas regiões, como a virilha e as dobras do cotovelo se tornam mais escuras e espessas; algumas vezes são descritas como "aveludadas". Esta doença geralmente afeta os pacientes com sobrepeso, e a perda de peso pode ajudar a melhorar o aspecto da pele.

9
O diabetes e os bebês e crianças na faixa do ensino fundamental

Os bebês e as crianças no ensino fundamental representam uma grande faixa etária, que abrange desde o nascimento até aproximadamente 11 anos de idade. As situações variam de acordo com a idade da criança. Alguns assuntos abordados, tais como: o que deve ser dito aos professores ou como o diabetes deve ser controlado quando seu filho dormir fora de casa, também serão importantes para as crianças na faixa do ensino médio. Caso você se depare com uma situação que não foi abordada neste capítulo, entre em contato com a sua equipe de controle do diabetes para obter as recomendações.

O controle do diabetes nas crianças pequenas em diversas idades

A relação entre você, o seu filho, o diabetes e o seu controle dependem da idade e da maturidade da criança. As crianças muito pequenas, como as menores de dois anos, são completamente dependentes de você para o controle do diabetes. Por volta de dois anos, você poderá se deparar com o "terrível dois", ocasião em que o seu filho aprende a dizer não, e começa a tentar fazer valer a sua própria vontade ao invés de simplesmente obedecer. À medida que o tempo passa a criança se torna menos egocêntrica e começa a desenvolver um entendimento sobre as demais pessoas e o mundo. Quando a criança começa a frequentar o maternal e o ensino fundamental começa a fazer amigos. Fazer amigos é uma tarefa difícil e as crianças podem ser cruéis, mesmo sem intenção. Elas percebem quando alguém é "diferente". O seu filho pode vir a se sentir diferente por causa do diabetes, e isto pode ser percebido pelos colegas do colégio.

Neste estágio o desenvolvimento da criança não deverá ser afetado pelo diabetes, permitindo que ela se comporte do mesmo modo que seus colegas. O seu diabetes precisa ser administrado, mas isto não a impedirá de fazer nada.

O diabetes e os bebês e crianças na faixa do ensino fundamental 101

As questões que surgem no caso das crianças muito pequenas são geralmente ligadas às injeções e ao monitoramento da glicose no sangue. Isto pode ser doloroso e a criança muitas vezes tem dificuldades para aceitar o tratamento, principalmente porque vem de você, a pessoa em quem ela confia para proteção e conforto. A criança pode fazer com que você se sinta culpado e pode vir a dizer coisas que magoam, quase sempre sem intenção. Muitos pais se sentem culpados por estarem provocando o choro ou a contrariedade nas crianças. Tente se lembrar que a sua meta é ajudá-la, e não machucá-la. A dor e a contrariedade, em curto prazo, devem ser comparadas aos benefícios de um bom controle do diabetes ao longo do tempo. Mantenha-se o mais calmo e casual possível, pois as crianças reagem de acordo com as suas preocupações e medos. Mesmo se a sua criança for muito pequena, fale com voz calma e explique porque você está fazendo o teste.

As crianças pequenas não são boas comunicadoras verbais. Talvez não consigam dizer que estejam com fome, com sede ou que estejam passando mal. Podem não saber explicar os seus sintomas de hipoglicemia que acaba se manifestando através da irritação, do choro, do apego excessivo, ou de pirraça. Muitas vezes uma explosão de pirraça significa que deveríamos estar dando algo para a criança comer. No entanto, se agirmos assim sempre, a criança poderá aprender que ao se comportar mal ganhará comida, passando a agir assim mesmo quando não está hipoglicêmica! A única forma para sabermos a diferença entre as mudanças de comportamento relacionadas à hipoglicemia e as alterações normais de comportamento de uma criança é através do teste da glicose no sangue.

Seu filho pode encarar o diabetes, bem como os testes e injeções, como uma punição. Pode vir a pensar que fez algo de errado, ou começar a fazer a antiga pergunta "por que eu?" A criança pode se tornar frustrada por não ser igual às outras crianças. Quanto mais nova for a criança, mais difícil será para ela se expressar sobre estes sentimentos, que podem se manifestar como uma recusa ou teimosia na hora das injeções, ou com relação aos alimentos que deverá comer. As crianças com diabetes podem desenvolver sintomas de ansiedade ou depressão; a sua equipe de controle do diabetes poderá lhe aconselhar ou recomendar seções com um psicólogo.

À medida que a criança amadurecer passará a ter mais controle sobre as suas injeções e tratamentos. Em média uma criança de oito anos consegue aplicar suas próprias injeções. No entanto, até as crianças menores podem ajudar a preparar os equipamentos para as injeções, ou podem colocar suas mãos sobre a sua quando estiver aplicando a injeção. As crianças pequenas ficam normalmente fascinadas com o funcionamento do corpo, por isso você deve tentar explicar o máximo possível sobre o seu diabetes. Por exemplo, após um episódio de hipoglicemia você poderá conversar com o seu filho sobre as possíveis causas e porque ele passou mal. É possível que ele não compreenda tudo da primeira vez; as explicações podem ser repetidas na idade adequada, em diversas ocasiões, respondendo sempre a muitas perguntas.

O mais importante é continuar conversando. Você e o seu filho não podem se esconder do fato de que ele tem diabetes. O diabetes afeta todos os aspectos de sua vida todos os dias. Mesmo uma criança muito pequena pode compreender alguma coisa sobre o diabetes, as injeções ou os testes. Tente explicar a ele por que você está agindo desta forma. Quando achar que ele já tem idade suficiente para compreender, você poderá fazer perguntas ao seu filho sobre o que você está fazendo e por que está fazendo. Com o passar do tempo você poderá começar a pedir a sua opinião sobre os tratamentos ou quais testes devem ser realizados. Deste modo o seu filho passará a ter mais responsabilidade para cuidar do seu diabetes. Este processo é muito lento e gradativo e pode não se completar durante muitos anos até a fase da adolescência. Como os pais, vocês continuarão sendo responsáveis, mas devem começar a conversar com suas crianças o mais cedo possível. É claro que renunciar a este controle pode ser muito difícil, mas é parte importante do crescimento. O psicólogo, conselheiro e enfermeiras da equipe de controle do diabetes do seu filho poderão lhe ajudar a conversar com ele e poderão lhe dar dicas de como explicar o diabetes para crianças e como fazê-las assumir alguma responsabilidade sobre o seu próprio cuidado.

Maternal e escola

Os professores precisam ter ciência do diabetes do seu filho. Precisam saber quais os tratamentos necessários durante o dia e o que fazer em caso de emergência. Dependendo da idade do seu filho, ele pode precisar de ajuda com as injeções; por exemplo, uma criança na idade do maternal precisa de muito mais ajuda do que uma criança com 10 anos de idade.

A enfermeira de sua equipe especialista em diabetes pode acompanhá-lo em uma visita à escola. Você deverá agendar uma reunião com os enfermeiros da escola e com o professor. Se o seu filho tem muitos professores (como acontece no ensino médio), então todos os professores devem ter conhecimento sobre a doença. No entanto, pode ser mais apropriado designar um professor para assumir a responsabilidade do monitoramento do seu filho durante o dia.

Na reunião, você ou a enfermeira de sua equipe podem explicar um pouco sobre o diabetes, ou entregar alguma informação por escrito. Será necessário mostrar ao professor como fazer o teste do nível da glicose no sangue e como aplicar uma injeção. O professor precisa apresentar uma tabela com os horários e juntos vocês poderão criar um plano de gerenciamento. Por exemplo, você precisa saber qual é a hora do lanche e conhecer o cardápio para que você e o seu filho possam decidir o que comer e quando deverão ter opções alternativas (mesmo que seja algumas vezes apenas pão com manteiga). Talvez seja possível coincidir o horário do lanche com o intervalo da escola. Se isto não for possível, então será necessário fazer uma provisão para que a criança receba o lanche adequado quando for necessário. Isto significa que talvez seja necessário levar um estoque de barras de cereais ou frutas para deixar na escola ou na mesa do professor para o seu filho comer quando for necessário.

Um conceito errado e muito comum é de que as pessoas com diabetes não podem comer açúcar. Este não é o caso. Os açúcares fazem parte de uma alimentação saudável e durante os episódios de hipoglicemia é preciso comer açúcar. É importante que os professores entendam o que é a hipoglicemia, os seus sintomas e como deve ser tratada. Algumas vezes os sintomas podem ser um pouco vagos, tal como a falta de concentração. Os professores precisam saber que esta é uma situação que não pode esperar pelo final da aula para não piorar o quadro da hipoglicemia. Você deverá manter um estoque de tabletes de glicose ou outro alimento doce para estas situações. O seu filho pode carregá-los em sua mochila ou mantê-los em sua mesa escolar, ou talvez seja mais adequado deixá-los com o professor em sua mesa. Informe aos professores que após um ataque de hipoglicemia a criança pode precisar de outro lanche de efeito mais duradouro, como um sanduíche.

O seu filho precisa comer aproximadamente nos mesmos horários todos os dias, portanto se houver mais de um intervalo para o lanche, é preciso que ele esteja no mesmo intervalo todos os dias. Se você tiver o cardápio semanal e os horários das atividades diárias será possível planejar as doses de insulina em casa e informar aos professores. Se a sua criança for muito pequena o professor terá que aplicar a injeção – você ou a enfermeira de sua equipe poderão mostrar como aplicar a injeção. As crianças com mais idade poderão aplicar as suas próprias injeções, geralmente com uma supervisão. O equipamento precisa ficar armazenado em um local seguro e adequado, fora do acesso das outras crianças. Muitas crianças não preferem tomar as suas injeções na frente de seus amigos. As injeções são geralmente aplicadas antes das refeições. Talvez seja adequado liberar o seu filho por 10 minutos, 30 minutos antes do término da aula para tomar a injeção na enfermaria. As exigências relacionadas às atividades físicas e aos exercícios devem ser explicadas. O diabetes não é motivo para não fazer exercício. Antes ou durante uma atividade física, o professor deverá oferecer um lanche extra ou um suco para evitar a hipoglicemia. O seu filho deve ter autorização para comer em ocasiões que as demais crianças não podem, como durante as lições, para evitar ou tratar a hipoglicemia.

Os passeios escolares de um dia devem ser considerados como dia de aula; o seu filho e seus professores simplesmente precisam levar o estoque de injeções, insulina e lanches adequados. As crianças, tanto em casa quanto na escola, devem receber um equilíbrio entre o cuidado do diabetes e a permissão para levar uma vida normal. É importante que as crianças não se sintam diferentes ou vigiadas todo o tempo. Um plano deve ser criado entre você, o seu filho, a equipe de controle do diabetes e a escola definindo o quanto de responsabilidade deve ser do seu filho e o seu monitoramento diário. Os planos de emergência também devem ser elaborados. Se, a qualquer momento, o professor perceber que a situação está se agravando ou que está fora do seu controle, ele deve pedir ajuda ou ligar para o serviço de emergência.

Nos últimos anos do ensino fundamental, muitas crianças conseguem aplicar suas próprias injeções e monitorar o nível de glicose no sangue, quando necessário. No entanto, os professores ainda assim precisam saber sobre sua doença e o seu monitoramento, conforme descrito acima, para poderem tomar as medidas necessárias em caso de emergência, para que o seu filho possa comer e ter acesso aos lanches, etc., conforme necessário. Como seu responsável você precisa informar à escola que assume a responsabilidade pelo seu filho durante o dia.

Babás, avós, pais dos amigos

Qualquer pessoa, que durante algum tempo, tenha responsabilidade pelo seu filho precisa saber que ele tem diabetes e qual o tratamento necessário, bem como o que fazer em caso de emergência. Neste grupo podemos incluir as babás, os avós, tias e tios e os pais dos amigos de seu filho, se ele costuma brincar na casa deles. As informações devem ser similares às informações transmitidas aos professores, conforme descrito acima. A quantidade de explicações necessárias dependerá do tempo que ficam com o seu filho. Por exemplo, se alguém tomar conta do seu filho por duas horas na parte da tarde, talvez não seja necessário que saiba aplicar uma injeção, mas precisa saber da importância de oferecer um lanche ou o que fazer em caso de hipoglicemia. Se possível, escreva a informação, já que as pessoas acham mais fácil buscar as informações por escrito quando necessário. Se possível deixe um número de telefone de contato para que você possa ser encontrado em caso de emergência.

Como contar aos amigos

Apesar de seu filho não querer ser diferente dos colegas é importante que saibam que o seu filho tem diabetes. Assim eles entenderão por que ele é tratado de forma diferente na escola, com permissão para comer em horários distintos. O seu filho também passará algum tempo fora da escola com os amigos e por isso é importante que eles conheçam as emergências como a hipoglicemia, e saibam como agir. Dependendo da faixa etária dos amigos podemos simplificar esta tarefa apenas instruindo para que deem doces (que o seu filho sempre poderá ter em sua mochila) e buscar ajuda. As crianças são muito curiosas por natureza, portanto quando perguntarem por que o seu filho está tomando uma injeção, seja honesto!

Festas de aniversário

As festas de aniversário são uma parte importante na vida social da criança. Envolvem comidas especiais e petiscos, presentes e geralmente muita atividade, correria, etc. Seu filho poderá participar de tudo. Se você nunca permitir os petiscos, ele ficará com desejo ou comerá escondido. As festas são ocasiões especiais e você pode deixá-lo comer açúcar ocasionalmente. Geralmente os doces e as comidas pouco saudáveis são servidos após algo mais substancial como sanduíches e por isso fazem parte de uma refeição.

Você pode aplicar uma unidade extra de insulina para contrabalançar o açúcar do bolo ou os doces. Como tudo, você deverá avaliar esta dose extra em comparação ao nível de atividades na festa. Se você sabe que a festa será muito ativa, com castelos de pula-pula, e jogos de futebol talvez não seja necessário aplicar uma dose extra de insulina já que a glicose será utilizada nas atividades. Se, contudo, você souber que a festa será sedentária com trabalhos manuais e artísticos, talvez a dose extra seja necessária.

Os petiscos fazem parte de uma ocasião especial. Se o seu filho estiver sendo convidado para festas todas as semanas, repletas de bolos e doces, estes alimentos deixam de ser petiscos para serem parte da alimentação regular. Neste caso pode ser preciso proibir o seu filho de comer doces ou limitá-lo a um pequeno pedaço de bolo. Uma fonte oculta de açúcar são os refrigerantes. Você pode dar a ele uma lata com uma alternativa dietética, feita com adoçantes artificiais, já que este tipo de bebida não afetará o nível de açúcar do seu sangue. Por fim, teste o nível da glicose no sangue quando seu filho chegar em casa de volta da festa e registre o nível e as atividades do dia no seu diário; isto será de grande ajuda para tomar a medida certa na próxima festa de aniversário.

Dormir fora de casa e acampamentos

Quando uma criança dorme fora de casa tende a ficar acordada até mais tarde do que de costume brincando com jogos e pode acabar participando de um "banquete noturno" de comidas doces. Se o seu filho convidar um amigo para dormir na sua casa, você poderá oferecer mais tarde um lanche saudável extra para evitar o risco de hipoglicemia. Se o seu filho for dormir na casa de um amigo, você precisará conversar com os pais da criança sobre as refeições e os lanches extras, as injeções, a hipoglicemia, etc. Pode ser mais fácil preparar uma tabela por escrito com os alimentos e injeções para que possam ter como referência. O mesmo se aplica quando o seu filho for para um acampamento, ou passeios da escola para passar a noite fora de casa. Será necessário preparar um suprimento de insulina e equipamentos e fornecer as informações importantes. Você poderá se sentir ansioso com outra pessoa cuidando do diabetes do seu filho, mas isto não é um motivo para não permitir que ele tenha uma boa vida social. Mais uma vez, se você fornecer um telefone para contato será possível aliviar tanto a sua ansiedade quanto a das pessoas que estão tomando conta do seu filho.

10

Para os adolescentes: o diabetes na puberdade e na adolescência

A puberdade é uma fase de grandes mudanças. Em termos médicos, a adolescência é o estágio de desenvolvimento entre a infância e a fase adulta. A puberdade é a fase na qual a criança se torna sexualmente madura fisicamente e capaz de reproduzir. Pode-se dizer que a puberdade se refere às alterações hormonais e químicas do corpo que resultam em jatos de crescimento e a maturação dos órgãos sexuais. Adolescência é um termo que engloba não apenas as mudanças físicas, mas também as alterações psicológicas e sociais da puberdade.

A adolescência é uma fase difícil. Biologicamente o corpo passa por muitas alterações, e algumas podem ser consideradas embaraçosas ou difíceis de adaptação. O surgimento dos hormônios pode afetar o humor. No aspecto psicológico, esta é a fase na qual uma pessoa deixa de ser totalmente dependente dos seus pais, como era na infância, para ser um adulto independente. Esta mudança não é difícil só para você, mas também para os seus pais, que podem sentir dificuldade de liberar o controle. Nesta fase, muitas pessoas começam a pensar sobre o futuro e sobre o tipo de pessoa que gostariam de se tornar. É um tempo para explorar ideias e experiências diferentes, quando iniciam novos relacionamentos e se desenvolve a sexualidade. Cada um destes aspectos pode ser confuso e levar um tempo para ser aceito. Não há diferença se você tem ou não diabetes. É possível que você tenha sintomas de ansiedade e depressão, e a sua equipe de controle do diabetes poderá oferecer aconselhamento ou recomendar uma consulta com um psicólogo.

Se você tem diabetes então terá mais complicações e dúvidas. A adolescência é o momento da transição do controle que os seus pais têm do seu tratamento para o seu próprio controle. Bem como os demais aspectos da adolescência, os seus pais podem ter dificuldades para aceitar a transição. Você pode achar que eles estão sendo insistentes, perguntando com frequência se você já tomou a sua insulina e vigiando você comer. É muito comum que aconteçam discussões nas famílias por estas questões: os pais acham que estão fazendo o que é melhor, e os filhos acham que os pais estão interferindo. Como na maior parte dos conflitos, a melhor forma para resolver a situação é conversando. Você pode explicar aos seus pais que entende que estejam fazendo estas perguntas porque estão preocupados e visando o seu melhor interesse, mas que você está conseguindo lidar com a questão sozinho. Prometa que pedirá ajuda quando precisar e isto talvez faça com que deem um passo atrás e reduzam a pressão. Você também poderá achar que eles estão lhe forçando a assumir muita responsabilidade. Converse com eles, explique como se sente, fale que não está pronto para assumir toda a responsabilidade ou que você não sabe o melhor modo para controlar o seu diabetes. Deste modo talvez seja possível organizar uma passagem gradativa com a ajuda dos seus pais, aumentando aos poucos o seu envolvimento no seu próprio cuidado.

A puberdade é a época de maior crescimento. É possível que você tenha um jato de crescimento durante um curto espaço de tempo. O crescimento é estimulado pela produção do hormônio do crescimento no cérebro. O hormônio do crescimento é um dos hormônios que aumentam os níveis da glicose no sangue. Portanto, durante a puberdade, mesmo que você não altere a sua dieta ou o nível de atividades físicas, você precisará de mais insulina do que anteriormente para controlar os níveis da glicose no sangue. Quando você parar de crescer, a sua necessidade de insulina será reduzida, pois não terá que compensar pelos hormônios extras do crescimento. Para obter mais informações sobre as necessidades de insulina na puberdade, verifique o capítulo 5, "O tratamento do diabetes".

A adolescência também é uma época na qual se começa a pensar em relacionamentos e sexo. Você provavelmente começará a sair muito e ficar fora até mais tarde. Você poderá começar a beber, fumar ou ter preocupações com o seu peso. Todos estes tópicos serão abordados neste capítulo. Você tem condições de fazer tudo que os seus amigos fazem, só que você terá que cuidar do seu diabetes ao mesmo tempo. Você pode achar que não há motivo para cuidar do diabetes, que você terá complicações de qualquer modo, ou pode querer se rebelar contra o controle restrito que você acha que seus pais impuseram. Lembre-se: ter diabetes não significa que você definitivamente terá complicações ou que não pode fazer algo que deseja fazer; você apenas tem que se cuidar. Com um bom controle, você verá que o diabetes é apenas mais uma parte da sua vida diária.

O diabetes e o seu peso

O seu corpo muda muito durante a puberdade. Você ficará mais alto, terá pelos em regiões novas. As meninas terão os seios desenvolvidos e passarão a ter menstruação; os meninos verão uma mudança nos órgãos genitais e no tom da voz. As preocupações com a manutenção do peso são muito comuns.

Durante o crescimento, você precisará comer mais do que comia anteriormente já que o seu corpo precisa de combustível extra. Contudo, quando você parar de crescer, se continuar a comer mais do que o seu corpo precisa acabará ganhando peso – motivo comum para as pessoas aumentarem de peso na adolescência. A comida extra pode se apresentar em qualquer forma. Não é apenas o fato de que se você comer muito chocolate ganhará peso – mesmo que você esteja comendo uma quantidade maior do que o necessário de um alimento saudável e bom para o organismo, como batatas cozidas, se você estiver comendo mais calorias do que o seu corpo necessita, o alimento extra será armazenado como gordura e você ganhará peso. No entanto, os alimentos saudáveis contêm menos calorias do que os alimentos sem qualidade, além de alimentarem por mais tempo, e com isso você dificilmente comerá mais do que o necessário.

Quando alguém tem diabetes é muito difícil perder qualquer peso extra. Não é possível reduzir de forma drástica a quantidade de alimentos ou ignorar os sintomas da hipoglicemia. Quando você injeta a insulina, precisa comer. No entanto, você pode perder peso mudando os itens da sua alimentação.

Se a sua HbA1c e o seu nível da glicose no sangue estiverem continuamente elevados, você perde glicose na urina; as suas células ainda precisam do mesmo volume de glicose, mas você precisa comer mais para compensar a quantidade de glicose perdida na urina. Portanto, quando você tem uma HbA1c elevada, você acaba perdendo peso. No entanto, este é um método perigoso de perda de peso. Este procedimento pode apresentar um alto risco de evolução para um quadro de hiperglicemia e cetoacidose, e aumentar o seu risco de complicações a longo prazo. Muitos adolescentes tentam utilizar este método para perder peso, porém o risco é de consequências muito perigosas. Converse com a sua equipe de controle do diabetes ou experimente as dicas abaixo que poderão lhe ajudar a perder peso sem a utilização de um método perigoso. Se você vem tendo há algum tempo níveis elevados de glicose no sangue, você precisa inicialmente da aplicação de mais insulina do que o normal já que o organismo se tornou resistente à insulina.

Quando você começa a aplicar novamente a insulina, as células utilizam a glicose extra do sangue e a princípio você ganha peso. No entanto, o seu corpo rapidamente volta a ser sensível à insulina, e isto em combinação com uma redução na quantidade de comida pode lhe ajudar a perder peso. Converse sobre o seu peso com o seu nutricionista e com a sua equipe de controle do diabetes. O objetivo é iniciar uma lenta redução na quantidade de comida que você come todos os dias assim que você parar de crescer. Se você estiver reduzindo a quantidade de comida, precisa reduzir também a quantidade de insulina aplicada, para evitar os acessos de hipoglicemia. Você deve analisar o que está comendo e tentar fazer uma alimentação o mais saudável possível, evitando os alimentos processados, e comendo muitas frutas e vegetais. Você não deve deixar de fazer nenhuma refeição, pois isto aumenta o risco de hipoglicemia. Para compensar coma regularmente alimentos que liberem energia lentamente para evitar que você sinta fome entre as refeições. A perda de peso deve ser lenta e gradativa – mesmo quando se perde aproximadamente meio quilo por semana, ao final de um ano você terá perdido aproximadamente 25 quilos! Peça a ajuda dos seus pais e familiares. É muito mais fácil para você se manter fazendo uma dieta saudável se as pessoas ao seu redor também estiverem comendo de forma saudável. É muito mais difícil comer comida não saudável se você não tiver este tipo de comida em casa! Para obter mais informações sobre uma dieta saudável, veja o capítulo 6, "Fazendo dieta e permanecendo saudável".

Se você ficar hipoglicêmico, por não ter comido o suficiente ou por ter aplicado uma dose muito elevada de insulina, não ignore os seus sintomas. Teste a glicose do seu sangue para verificar se você realmente está hipoglicêmico e coma de modo adequado; você precisa comer algo doce, do tipo que você tem evitado em sua alimentação, mas neste momento é necessário para reverter o quadro da hipoglicemia. Não coma em demasia – coma um pouco, espere cerca de 10 ou 15 minutos e a seguir coma mais um pouco se for necessário.

As *desordens alimentares* geralmente começam na adolescência. A prevalência das desordens alimentares no final da adolescência foi cotada entre 1 e 5 por cento, sendo mais comum nas moças do que nos rapazes. O termo desordem alimentar cobre tanto a anorexia nervosa quanto a bulimia nervosa. Na anorexia, há uma perda de peso significativa, porém a visão do seu próprio corpo está distorcida; a pessoa com anorexia se sente gorda e tem muito medo de ganhar mais peso, mas as outras pessoas acreditam que esteja muito magra. Como consequência restringem a alimentação e a quantidade de calorias, além de adicionarem muito exercício físico na tentativa de perder peso; ao invés de restringir as calorias ingeridas, há uma comilança seguida de vômito ou o uso de laxantes na tentativa de controlar o peso. A bulimia e a anorexia podem existir em conjunto.

As pessoas com diabetes podem sofrer de desordens alimentares. No entanto, o seu organismo não consegue lidar tão bem com o vômito, com a redução na ingestão de calorias e com os exercícios excessivos quanto às pessoas sem diabetes. Não utilizar a insulina como método para redução de peso aumenta o risco da evolução de cetoacidose e complicações do diabetes a longo prazo. Isto é chamado de "diabulimia". Se você sentir que precisa de ajuda, entre em contato com os seus médicos. Você talvez precise de ajuda, tanto da sua equipe de controle do diabetes, quanto do seu psicólogo ou da equipe de psiquiatria que controla a desordem alimentar.

Menstruação, sexo e fertilidade

No início, durante o primeiro ano, a sua menstruação pode ser irregular. Se você não tiver um bom controle da glicose no sangue e uma HbA1c elevada, aumenta o risco da sua menstruação permanecer irregular. Você perceberá que o nível da sua glicose no sangue se eleva ligeiramente logo antes do seu período menstrual, e com isso você precisará de mais insulina. Nem todas as moças têm este padrão. No seu diário do diabetes, você também pode anotar as informações do seu ciclo menstrual para observar o desenvolvimento de algum padrão.

Não há diferença no desejo sexual ou na habilidade de fazer sexo entre adolescentes com ou sem diabetes. Você verificará que precisa comer lanches extras ou reduzir a dose da insulina aplicada quando estiver fazendo sexo, já que isto é considerado como um exercício. As moças poderão observar que quando o seu nível de glicose está muito elevado, seus órgãos sexuais ficam ressecados e irritados tornando o ato sexual doloroso, o que pode ser aliviado com o uso de um lubrificante. Uma das complicações a longo prazo causada pelo diabetes pode ser a dificuldade de ereção, o que não vem a ser um problema regular nos adolescentes (apesar de ocorrer ocasionalmente, devido à ansiedade).

Se você quer evitar uma gravidez precisa usar um contraceptivo. Os preservativos são os únicos contraceptivos que ao mesmo tempo evitam a gravidez e as doenças sexualmente transmitidas. Independentemente de sua idade, converse com o seu médico sobre os diferentes tipos de contraceptivos, já que ele poderá lhe receitar um contraceptivo que seja mais adequado. O seu médico não precisa informar aos seus pais sobre o seu pedido de contraceptivos.

Uma preocupação constante para as moças é como o diabetes poderá afetar a sua capacidade de engravidar. Desde que o controle do seu diabetes seja bom, a sua fertilidade não será afetada. Se você está pensando em engravidar deve informar à sua equipe de controle do diabetes. Há riscos que envolvem o diabetes e a gravidez inclusive o risco de ter um bebê muito grande, malformações congênitas e o risco do bebê ter hipoglicemia antes do parto. Estes riscos são reduzidos através do bom controle da sua glicose no sangue antes e durante a sua gravidez. Você será monitorada constantemente pela sua equipe de controle do diabetes e obstetrícia. O fato de você ter diabetes não significa que o seu filho necessariamente venha a ser diabético também.

O diabetes e o álcool

Na maioria dos países a idade mínima legal para comprar bebidas alcoólicas é 18 anos, mas mesmo assim muitos adolescentes bebem. Quando você bebe, o álcool é quebrado no fígado. Enquanto o fígado está ocupado lidando com o álcool não consegue produzir glicose dos estoques de glicogênio conforme necessário, então quando bebemos muito álcool aumentamos o risco de hipoglicemia. Esta hipoglicemia ocorre mesmo em pessoas sem diabetes e pode se manifestar muitas horas após a ingestão do álcool, ou até mesmo no dia seguinte, já que o fígado leva muito tempo para quebrar o álcool (uma hora para cada unidade). O álcool afeta o cérebro: a princípio lhe faz se sentir bem, mas também afeta a sua habilidade de responder a situações e com isso a sua habilidade de cuidar do seu diabetes.

Se você tem diabetes poderá observar que o açúcar do seu sangue se eleva imediatamente após a ingestão da bebida, devido aos carboidratos ou açúcares contidos no álcool. Neste caso há o risco de hipoglicemia, principalmente se você também tiver feito muito exercício, como o de circular por diversas boates ou clubes noturnos. Você pode evitar a hipoglicemia fazendo um lanche extra que contenha carboidratos antes e depois da bebida e monitorando a glicose do seu sangue regularmente. Tente não dormir demais, pois isto pode causar a hipoglicemia matinal devido aos efeitos do açúcar – para evitar isto, ponha o relógio para despertar, verifique o açúcar do seu sangue, coma de forma adequada e a seguir volte a dormir! Tenha certeza de que seus amigos sabem que você é diabético, caso contrário poderão achar que você está bêbado e não com hipoglicemia.

Ninguém poderá lhe dizer o quanto você pode beber. Você terá que tomar as suas próprias decisões, mas se você estiver ciente e preparado para encarar as consequências da bebida e do seu efeito potencial na glicose do sangue terá condições de tomar uma decisão consciente.

O diabetes e o fumo

Na maioria dos países a idade mínima legal para comprar cigarros é 18 anos, apesar de muitos adolescentes começarem a fumar antes dos 18. Vamos simplificar: o fumo faz mal para você. Aumenta o risco de desenvolver doenças no pulmão, no coração e câncer, além de outras. As complicações a longo prazo causadas pelo fumo no paciente com diabetes são: a parada cardíaca ou o enfarte. Se você fuma e tem diabetes, o risco de vir a desenvolver uma destas doenças é significativamente maior. A nicotina do cigarro também pode aumentar a resistência à insulina, fazendo com que o seu diabetes se torne mais difícil de ser controlado.

Os fumantes se viciam na nicotina dos cigarros e têm muita dificuldade para parar de fumar. É muito mais fácil não começar a fumar do que parar. Se você começou a fumar, o seu médico poderá lhe ajudar a parar prescrevendo uma terapia de reposição da nicotina.

O diabetes e o uso recreativo de drogas

As drogas recreativas são ilegais, independendo da sua idade. São ilegais porque são perigosas e causam dependência. Afetam o cérebro enquanto proporcionam sensações de prazer, e também afetam a sua capacidade de tomar decisões fazendo com que você negligencie o seu diabetes. Por exemplo, a cannabis poderá lhe dar muita fome e você acabará comendo excessivamente resultando em hiperglicemia; o ecstasy pode causar falta de apetite, aumentando o risco de uma hipoglicemia.

Estresse escolar

A escola pode ser estressante por inúmeras razões: dificuldades com os colegas, as preocupações com as provas e com os esportes competitivos. Cada estresse causa um efeito na sua necessidade de insulina.

Todos os seus professores, incluindo os professores de educação física, devem saber que você tem diabetes. Talvez seja necessário ajustar a sua tabela de insulina nos dias de educação física ou alguma competição esportiva e talvez você precise comer um lanche extra antes de começar o exercício. O diabetes não impede que você pratique esportes, nem mesmo os de nível mais elevado de esforço. Você apenas terá que ajustar o gerenciamento do seu diabetes de acordo com a necessidade.

A hipoglicemia causa a dificuldade de concentração, mesmo algumas horas após o ataque quando o seu nível de glicose no sangue já estiver de volta ao normal. Portanto você deve tentar manter o nível da glicose no sangue normal para obter a sua melhor concentração durante as aulas. Este detalhe é de grande importância antes e durante as provas. Coma algo extra antes de fazer uma prova e leve um lanche para a sala. Algumas pessoas preferem comer um pouco a mais, mesmo que isto os faça ficar hiperglicêmicos, para evitar a hipoglicemia. As escolas geralmente têm uma política que não permite lanches durante as provas, mas desde que eles saibam que você é diabético esta norma não deve ser aplicada a você. Se você passar mal durante uma prova, deve verificar o nível de glicose no seu sangue e mostrar ao seu professor. Se você não tiver um resultado tão bom quanto o esperado na prova e acreditar que o resultado foi devido à hipoglicemia, a evidência da glicose baixa no sangue e uma carta do seu médico podem fazer com que o conselho escolar reveja as suas notas.

O corpo reage a qualquer forma de estresse liberando adrenalina. A adrenalina é um dos hormônios que agem para elevar os níveis da glicose no sangue. Em tempos de estresse os seus níveis de açúcar no sangue se elevam fazendo com que você precise de mais insulina para compensar. O estresse pode ser físico na forma de uma doença, ou emocional, como a ansiedade anterior à prova. Problemas em casa com os seus irmãos ou com seus pais, uma discussão com um amigo, ou mesmo assistir a um filme de terror podem ser fatores de estresse e afetar a glicose do seu sangue. Todos nós devemos tentar reduzir o volume de estresse em nossas vidas, com ou sem diabetes. O estresse é natural e inevitável: a adrenalina produzida durante o estresse nos dá habilidade para lidar com a situação estressante. No caso do diabetes, o seu gerenciamento deverá ser ajustado de acordo com a necessidade.

Saindo com os amigos

À medida que você conquista independência dos seus pais, a sua vida social se torna mais importante. Você poderá ficar fora de casa até mais tarde ou acordado a noite toda com os seus amigos, ou percorrendo clubes e danceterias. Isto afeta o controle do seu diabetes – afinal, dançar é um exercício!

Se você pretende ficar acordado até tarde, ou por toda a noite, coma de forma regular durante toda a noite, no mínimo a cada cinco horas, como você faria durante o dia. Não aplique a sua insulina da noite no horário normal, mas aplique uma insulina de curta ação entre estas refeições para controlar a glicose do sangue. Ajuste a dosagem de insulina de acordo com a quantidade de comida a ser ingerida e o volume de exercícios (como a dança).

Dormindo até mais tarde

Quando passamos uma noite toda fora de casa geralmente sentimos necessidade de dormir até mais tarde no dia seguinte. Como isto afetará o seu diabetes depende do que você fez e quanta insulina tomou durante a noite anterior. Por exemplo, se você bebeu muita bebida alcoólica você tem o risco da hipoglicemia, e por isso deve ligar o alarme do despertador para verificar o açúcar do seu sangue. Se, no entanto, você não bebeu e apenas ficou acordado até tarde, você deve aplicar a dose noturna de insulina quando for dormir, mesmo que seja às 3 horas da manhã. Você provavelmente dormirá o mesmo número de horas que dormiria se tivesse ido dormir no horário normal, e ao invés de atuar das 22:00 às 7:00, a insulina atuará das 03:00 ao meio-dia.

Se você acordar tarde e com isso adiar o horário das refeições poderá usar a dose normal de insulina no café da manhã. Os horários da insulina devem ser alterados de acordo com os horários das refeições. Se você precisar ir dormir muito tarde, mas pretende acordar cedo, no seu horário normal, será necessário ajustar a dose da insulina noturna. Você precisará reduzir a dose para compensar o curto período que estará dormindo; a seguir você poderá aplicar a dose do café da manhã normalmente.

Viagens

Quando você for viajar será necessário levar com você todo o suprimento necessário para o seu diabetes. Leve mais insulina do que você acredita ser necessário, já que uma parte pode estragar ou você pode vir a precisar de doses extras. Você deve contratar um seguro de viagem ou adquirir um Cartão de Seguro de Viagem e levar toda a documentação que constata o seu diabetes, pois talvez seja necessário explicar na segurança do aeroporto por que precisa carregar medicamentos que incluem agulhas e seringas. Leve toda a sua medicação na bagagem de mão para poder utilizá-la no avião ou para o caso de sua bagagem ser extraviada ou exposta a temperaturas extremamente baixas no compartimento de bagagem. Tente não deixar a sua insulina exposta a temperaturas muito altas ou baixas. Se você tiver cópias das suas prescrições médicas um médico em qualquer país poderá receitar mais insulina se o seu estoque se tornar inválido. Lembre-se de verificar a concentração da insulina fornecida, que pode ser diferente da que você vem usando.

É muito comum um viajante apresentar um quadro de diarreia e/ou vômito durante uma viagem. Você pode tentar evitar este mal-estar bebendo somente água limpa e evitando comidas pouco cozidas. Se você tiver uma diarreia tente se manter hidratado. Talvez precise beber um soro oral de hidratação e manter um controle rígido dos níveis de glicose no sangue.

Talvez seja necessário ajustar a insulina e quantidade de comida para ficar de acordo com o nível das suas atividades nas férias. Por exemplo, um feriado descansando na praia requer menos atividades do que andando de bicicleta ou de esquis. O mergulho talvez seja o único esporte do qual você não poderá participar; as escolas de mergulho têm normas variadas. Talvez você consiga permissão para mergulhar se o controle do seu diabetes tiver sido muito bom no último ano e o seu médico der uma autorização. O motivo para as normas rígidas no mergulho é porque é muito difícil atender a uma emergência como a hipoglicemia quando se está dentro da água, e nem sempre é possível voltar à superfície rapidamente sem causar outras doenças perigosas. Se você conseguir permissão para mergulhar, coma um lanche antes do mergulho para evitar a hipoglicemia, já que o mergulho é um exercício, e garanta que todos no seu grupo de mergulho saibam do seu diabetes.

A direção e o diabetes

Em alguns países você pode começar a aprender a dirigir a partir dos 18 anos. O departamento de trânsito não permite que pessoas com diabetes tenham uma licença para dirigir veículos de transportes pesados ou de passageiros, como os ônibus, mas permitem que você dirija um táxi. Se você não declarar a sua condição à sua seguradora, a empresa poderá invalidar o seu seguro em caso de acidentes.

Buscando emprego

Para a maioria das profissões não será motivo de problema mesmo que você tenha diabetes. Dependendo do nível de atividades da profissão, você talvez precise ajustar a sua dose de insulina. Por exemplo, se no seu trabalho for necessária muita atividade física, como nas áreas de construção, você precisará de mais lanches ou menor volume de insulina. Infelizmente você não terá como trabalhar em serviços militares.

Se houver uma pergunta sobre a saúde na proposta de emprego, você deve declarar que tem diabetes. Desde que não tenha sido solicitado, não é uma exigência legal informar aos seus colegas que você tem diabetes, no entanto é recomendável, pois assim você poderá controlar a sua doença abertamente. Há o conceito errado de que se você tem diabetes você terá que se ausentar muito do trabalho, mas você pode garantir aos seus colegas que isto não é verdade. Você não pode ser recusado para um cargo (exceto nos serviços militares, ou para motorista de ônibus) com base no seu diabetes. Se você perceber que foi dispensado injustamente, ou recusado por causa do seu diabetes, você pode entrar com uma ação na justiça por discriminação. É ilegal discriminar qualquer portador de diabetes.

Transferência para o atendimento adulto

A transferência da equipe de cuidados pediátricos para uma equipe de adultos pode ser difícil. Afinal você já conhece muito bem todos os membros da sua equipe de controle do diabetes, provavelmente há muitos anos. A equipe será composta por cargos semelhantes aos da equipe pediátrica. Você terá um médico especialista em diabetes ou endocrinologia (hormônios), enfermeiras especializadas e nutricionistas. A troca das equipes pode ser feita de forma gradativa; em algumas regiões as equipes que atendem aos adultos possuem clínicas por faixas etárias, e com isso você seria indicado para uma clínica para jovens adultos. A troca deve ser feita de acordo com os serviços da sua região, e geralmente ocorre entre os 16 e os 18 anos de idade.

11

Desenvolvimentos futuros

As pesquisas na área do diabetes são muito difundidas, contínuas e geralmente aparecem nos noticiários. As pesquisas das causas do diabetes visam à prevenção de novos casos e também a sua cura – se soubermos por que uma determinada doença acontece estaremos em melhor posição para descobrir como curá-la. As pesquisas na área dos tratamentos envolvem a tentativa de descobrir novas formas para monitorar o diabetes, prevenir complicações e aplicar a insulina; as pesquisas na área da cura visam evitar a necessidade geral de tratamentos.

As pesquisas das causas do diabetes estão focadas na tentativa de descobrir qual é o processo exato que leva ao desenvolvimento do diabetes. Por exemplo, se o diabetes é somente uma doença autoimune, então o tratamento pode ser desenvolvido para interagir com o sistema imunológico do corpo evitando que o organismo ataque a si próprio e prevenindo a ocorrência do diabetes.

As pesquisas na área dos tratamentos incluem os novos métodos da aplicação da insulina e da medição da glicose no sangue como: medidores de glicose no sangue que tenham agulhas muito pequenas que quase não perfurem a pele; ou até mesmo medidores sem agulhas. Outra pesquisa está sendo feita com um medidor implantado sob a pele medindo continuamente a glicose do sangue, de forma que sempre seja possível saber qual é o nível de sua glicose no momento. Estes medidores podem ser programados com um alarme que avisa quando a glicose do sangue começa a ficar muito alta ou quando inicia um processo de hipoglicemia.

Inúmeras pesquisas estão sendo realizadas para descobrir diferentes formas de aplicação da insulina que não envolvam injeções. As opções que estão sendo investigadas incluem a insulina como *spray* nasal ou inalação (através de uma bomba para asma). Um comprimido via oral também está sendo analisado; qualquer comprimido precisa sobreviver ao ambiente ácido do estômago para evitar que a insulina seja quebrada antes de chegar ao intestino delgado onde deve ser utilizada.

As pesquisas na área da cura do diabetes incluem a terapia genética, terapia com células-tronco e transplantes. A terapia genética envolve a manipulação de genes da célula para corrigir um problema genético. Os genes funcionando corretamente – no caso do diabetes seriam os genes que levam a produção de insulina – poderiam ser inseridos nas células afetadas através de vírus modificados (portanto, inofensivos) para transportar os genes para as células. O objetivo é fazer com que as células comecem a produzir a insulina por conta própria e com isso o diabetes estaria curado.

A célula-tronco é uma célula que tem o potencial de se transformar em qualquer tipo de célula do corpo, desde uma célula da pele a uma célula do cérebro. As células-tronco são encontradas nos embriões em desenvolvimento e no cordão umbilical que prende o recém-nascido à sua mãe. As células-tronco dos adultos podem ser encontradas na medula óssea, porém são mais específicas e somente podem formar células do sangue. Depois que uma célula-tronco evoluiu para formar uma determinada célula não é possível voltar a formar outra célula, então após ter se transformado em célula estomacal não poderá se transformar em célula muscular. Pode vir a ser possível utilizar células-tronco para formar novas células pancreáticas que poderão voltar a produzir a insulina. A terapia das células-tronco gera muitas discussões éticas como a forma como as células são coletadas. Por exemplo, os cientistas devem ter autorização para coletar células-tronco de fetos abortados?

Os transplantes envolvem a retirada de órgãos ou partes de órgãos de uma pessoa, que seja o mais geneticamente compatível possível, e colocá-las em outra pessoa. No caso do diabetes, o transplante pode ser do pâncreas inteiro, ou as células produtoras de insulina das ilhas de Langerhans podem ser transplantadas para dentro do fígado afetado. O problema dos transplantes é que, a não ser que você tenha um irmão gêmeo, ninguém tem exatamente a mesma construção genética e com isso o corpo reconhece o transplante como "estranho" e tenta rejeitá-lo. Para impedir a rejeição são utilizadas drogas poderosas que geralmente apresentam efeitos colaterais.

As pesquisas levam muito tempo e geralmente ficamos sabendo a respeito de novos desenvolvimentos pelos noticiários. Quando isto acontece as pesquisas estão ainda muitos anos longe de se tornarem disponíveis ao público, como qualquer tratamento que precisa passar por testes rigorosos para garantir a sua segurança.

Endereços úteis

Associação de Diabetes Juvenil
Rua Padre Antonio Tomas, 213 – Água Branca
São Paulo – SP
Telefone: (11) 3675-3266
www.adj.org.br

Associação Nacional de Assistência ao Diabético
Rua Eça de Queiróz, 198 – Vila Mariana
São Paulo – SP – CEP: 04311-031
Telefone: (11) 5572-6559
www.anad.org.br

Sociedade Brasileira de Diabetes
Rua Afonso Brás, 579, salas 72/74 – Vila Nova Conceição
São Paulo – SP – CEP: 04511-011
Telefax: (11) 3846-0729
www.diabetes.org.br

Índice alfabético-remissivo

acantose nigricans 99
aconselhamento 18, 19, 107
açúcar 1, 2, 4, 5, 6, 7, 8, 9, 14, 16, 19, 21, 23, 25, 26, 27, 33, 47, 48, 52, 53, 56, 58, 64, 65, 67, 68, 69, 72, 73, 74, 78, 79, 80, 81, 82, 83, 84, 85, 103, 106, 112, 114, 115,
açúcar no sangue *veja* glicose no sangue
adolescência 71, 102, 107, 108, 109, 110
adolescentes *veja* puberdade
adrenalina 6, 8, 77, 83, 84, 114
água 1, 21, 25, 52, 69, 85, 86, 93, 98, 116
agulhas 18, 34, 35, 37, 39, 40, 115, 118: para descartar as 34; medo de 37
álcool 36, 112
alimentos 1, 2, 5, 9, 14, 51, 58, 64, 65, 66, 67, 68, 69, 70, 71, 72, 73, 75, 76, 80, 83, 97, 101, 105, 106, 109, 110: alimentos diabéticos 72; grupos alimentares 66, figura 8 na pág. 70; necessidades nas diferentes faixas etárias 70; *veja também* petiscos
alimentos doces 67
amigos 14, 15, 20, 50, 62, 72, 80, 100, 103, 104, 105, 108, 112, 114
anestesia geral 75
anorexia nervosa *veja* desordens alimentares
avós 104

babás 104
barras de cereais, frutas e nozes 73
bulimia nervosa *veja* desordens alimentares

candidíase 98
canetas injetoras 34, 36, 39
cansaço 15, 69, 78, 86, 96

carboidratos 2, 48, 50, 58, 64, 65, 66, 67, 68, 69, 71, 72, 74, 84, 112: contagem de 50, 71
cateteres 37, 38
causas *veja* diabetes, possíveis causas do
células-tronco 118, 119
cetoacidose 16, 18, 39, 44, 60, 61, 74, 85, 86, 87, 88, 109, 111
cetonas 60, 74, 75, 76, 81, 82, 85, 86, 87, 88
cicatrização de ferimentos 98
cigarro, fumo 94, 113
cirurgia 2, 49, 94
coma hiperosmolar não cetótico 88
complicações 13, 14, 30, 31, 40, 61, 63, 68, 69, 86, 88, 89, 90, 94, 95, 96, 97, 107, 108, 109, 111, 113, 118: musculoesqueléticas 95; nas mamas 95; nos grandes vasos sanguíneos 94; nos olhos 92, 93; nos pequenos vasos sanguíneos 90; nos rins 89; por que ocorrem 89
consultas médicas 54
contracepção 111
cortisol 6, 74
hormônio do crescimento 6, 8, 31, 48, 54, 108
crescimento, jatos de 108
crianças: aversão por exames 24; informando as 20; medo das injeções 32; medo de sangue 24; incidência do diabetes 11; pequenas 38, 48, 101

desenvolvimentos futuros 118
desordens alimentares 110, 111
diabetes: controle nas crianças em idades diversas 100, 101, 102; diagnóstico de 15, 17; doenças associadas com o 86, 89, 95;

Índice alfabético-remissivo

mellitus, definição de 8, 9; monitoramento 21, 25, 26, 39, 48, 101, 102, 104; possíveis causas do 12, 13; prevenção do 14, 63; sintomas e sinais do tipo 1 9, 10, 11, 12, 13, 14, 15, 16, 17, 21, 22, 39, 43, 63, 87; sintomas e sinais do tipo 2 10, 13, 14, 16, 17, 21, 62, 63, 88, 99; *veja também* equipe de controle do 17, 18, 19, 21, 23, 25, 26, 30, 31, 32, 46, 48, 50, 52, 60, 63, 64, 76, 86, 100, 101, 102, 104, 107, 109, 110, 111, 112, 117
diabetes latente autoimune 11
Diabetes Juvenil do Início da Maturidade (MODY) 11
dieta 10, 11, 14, 19, 50, 56, 58, 62, 63, 64, 66, 70, 71, 72, 73, 94, 97, 108, 110
dieta saudável 14, 19, 62, 63, 64, 66, 70, 71, 110
dificuldade de concentração 78, 114
direção 116
doces 1, 2, 14, 65, 66, 67, 72, 75, 76, 90, 105, 106
doença celíaca 97
doenças associadas 86, 89, 95
doenças autoimunes 96
dores abdominais 15, 60
dores de barriga *veja* dores abdominais
dores de cabeça 15, 69, 78, 83, 84
dores de garganta 76
dormindo fora de casa 106
drogas, recreativas 113

emergências do diabetes 16, 41, 55, 57, 60, 77, 92
empregos 116, 117
erro na dose da insulina 61
escola 19, 20, 56, 62, 80, 102, 103, 104, 105, 106, 113, 114, 116
esquecendo uma dose da insulina 60, 61
estresse 6, 8, 22, 24, 49, 58, 74, 75, 113, 114
etnias 13

exames de sangue: frutosamina 29; HbA1c 28, 29, 30, 31; perguntas frequentes 23, 24; picada no dedo 21, 22
exercícios 4, 6, 14, 39, 49, 51, 52, 58, 62, 63, 80, 82, 94, 104, 115, 111

fase da lua de mel 53
fatores ambientais 12
fertilidade 111, 112
festas 72, 105
fibras 65, 66, 68, 90
frutas 68, 72, 73, 65, 66, 67, 103, 110

gastroenterite 74
genética, predisposição 12, 13, 118, 119
genética, terapia 118
glicose 1, 2, 3, 4, 5: absorção da 2; estoque de 3, 4; na urina 25, 26, 28, 85, 87; teste de tolerância a 16
glicose no sangue 1, 2, 3, 4, 5, 6, 7, 8, 9, 10, 11, 12, 13, 14: absorção da 2, 50, 51, 77; estoque de 3, 4; fonte de 1, 2; por que eu preciso 1
glucagon 5, 6, 9, 80, 81, 82, 83
gorduras 1, 58, 66, 67, 68, 69, 81, 94

hiperglicemia 6, 20, 21, 39, 47, 50, 52, 55, 60, 71, 74, 77, 78, 79, 85, 86, 87, 88, 92, 109, 113; administrar a 87; prevenção da 87; sintomas de 86
hipoglicemia 6, 20, 21, 31, 39, 41, 43, 46, 47, 48, 50, 51, 52, 53, 55, 56, 57, 59, 60, 61, 62, 63, 64, 65, 66, 67, 68, 71, 72, 74, 75, 76, 77, 78, 79, 80, 81, 82, 83, 84, 85, 89, 96, 97, 101, 102, 103, 104, 105, 106, 109, 110, 112, 113, 114, 115, 116, 118; à noite 84; como tratar a 82, 83; fenômeno da recuperação 83, 84; não reconhecendo a 84, 113; reconhecendo a 84; sintomas da 55, 57, 77, 78, 79, 80, 109
"hipótese da higiene" 12
hipotireoidismo 96
hospital 18, 31, 44, 61, 75, 76, 82, 88

Índice alfabético-remissivo

índice glicêmico 64, 65, 66
infecções 12, 21, 37, 38, 41, 74, 96, 97, 98
infecção materna 12
injetores automáticos 37
insulina: alterando a dose de 50; armazenar a 40; de ação curta 72; de ação intermediária 33, 34, 46, 47, 51, 52, 54, 59, 60, 61; de ação rápida 33, 44, 55, 59, 60, 88; de longa ação 35, 36, 37, 44, 47, 52, 53, 56, 57, 60, 61, 71, 87; do horário das refeições 115; dose de 22, 35, 37, 46, 48, 49, 50, 52, 55, 56, 57, 58, 60, 61, 74, 87, 117; esquecendo a dose de 59; intravenosa 44; na puberdade 108; noturna 59, 115; solúvel *veja* ação curta; tipo errado de 61; tipos de 33, 34, 36, 38, 43, 45, 54, 89, figura 5 na pág. 45; basal 5, 52, 57, 59; bombas de 38, 39; injeções de 32, 43, 53; agulhas e seringas 35, 40, 115; canetas injetoras 34, 36, 39; como injetar a 33, 34; duas doses ao dia 46; injetores automáticos 37; métodos de aplicação 34, 35, 36, 37; onde aplicar a injeção 32, 33, 34; possíveis efeitos colaterais da 33, 34, 40, 41, 58, 63, 119; profundidade da aplicação 33; quatro doses ou mais ao dia 47, 48; técnicas (ilustração) 34; três doses ao dia 47
insulina, regimes da 45, 47, 48: resistência a 49, 62, 113, figura 6 na pág. 49

lanches 4, 46, 56, 57, 58, 61, 66, 69, 70, 71, 72, 73, 74, 75, 76, 104, 106, 111, 114, 117
leite de vaca 13

mal-estar e quando buscar recomendações médicas 76
mal-estar 27, 41, 58, 63, 74, 77, 80, 82, 86, 116

maternal, escola 102
médicos 12, 15, 18, 22, 25, 48, 63, 92, 107, 111; *veja também* equipe de controle do diabetes
menstruação 96, 109, 111
metformina 62
monitoramento do diabetes *veja* diabetes, monitoramento; tratamento

necrobiose lipoidica diabeticorum 99
nefropatia diabética 93
neuropatia diabética 90, 91, 98
níveis de açúcar no sangue *veja* níveis de glicose no sangue
nível de glicose no sangue 4, 16, 17, 21, 25, 27, 28, 50, 56, 57, 59, 61, 65, 66, 77, 78, 79, 84, 88, 104, 114, figura 7 na pág. 51

pele, condições da 98
pequenos vasos sanguíneos, complicações nos 90
peso, controle de 13, 14, 15, 63: na adolescência 109, 110, 111; obesidade 13, 14, 62
pesquisas 31, 118, 119
petiscos 64, 66, 72, 73, 105
preconceitos vii
pressão sanguínea 69, 91, 93, 94
prevenindo o diabetes do tipo 2 63
problemas comportamentais 15
professores *veja* escolas
proteína 1, 5, 6, 7, 12, 29, 58, 66, 67, 68, 69, 81, 85, 93, 94,
puberdade 31, 49, 54, 58, 71, 87, 107, 108, 109

refeições 4: atraso nas 54, 55; deixando de fazer as 56, 57; dificuldades nas 55, 56, 57; horário das 115
regime bolus/basal 47, 59, 60; *veja também* injeções de insulina, quatro doses ou mais por dia
remissão *veja* fase da lua de mel
retinopatia diabética 92, 93

Índice alfabético-remissivo

sal 69
sede, aumento de (polidipsia) 15, 86
seringas 34, 35, 36, 37, 39, 40, 115
sistema digestivo 2, 3, 74, 91, figura 1 na pág. 3
sulfonilureias 63

temperatura elevada 74, 76
terapia das células-tronco 119
transferência para o atendimento adulto 117
transplantes 118, 119
tratamento do diabetes do tipo 2 62
tratamento, iniciando o 17, 18, 19, 20, 43

urina, cetonas na 25, 27, 28, 74, 87, 88
urina, glicose na 25, 26, 28, 85, 87, 109
urina, resultado dos testes 26
urina, testes de 25
urinação, aumentada (poliúria) 15
urinário, infecção no trato 98

vacinas 75
vacinações 75
vegetais 65, 67, 68, 69, 110
viagens 115
vitiligo 98
vômito 8, 27, 60, 74, 75, 76, 80, 82, 86, 98, 111, 116

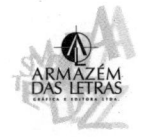

Esta obra foi Impressa pelo
Armazém das Letras Gráfica e Editora Ltda.
Rua Prefeito Olímpio de Melo, 1599 – CEP 20930-001
Rio de Janeiro – RJ – Tel. / Fax .: (21) 3860-1903
e.mail:aletras@veloxmail.com.br